婴幼儿常见病防治丛书

循环系统常见病防治

孟庆轩
陈卫兵 主编

中国社会出版社

本书编委会人员名单

主　编

孟庆轩　陈卫兵

副主编

陈国珍　郭勤英　杜秋来
王汉勋　牛援丽　张秀清
李海鹏　郭文豪　穆丽霞

编　委

刘国栋　沈好学　张素英　刘荣华
李玉华　靳春岩　葛瑞欣　郑东方
李力泉　魏　炜　林　菲　赵晓东
黄华敏　鲁东明　刘　娟　孟　飞
石师进　王晓铮　赵宏学　李　虹
王一民　李小光　赵永强　李　露

序　言

健康，就个人和家庭而言，是赖以生存的基本要素，只有身、心得以健康，人们才能保证生存质量和生命质量的提高，才能有益于健康年龄的延长和民族素质的提高。

全民身、心相对健康，不仅为整个社会全面发展打下了良好的自然基础，也标志着一个国家的文明和进步。

通过健康教育，不仅要将防治常见病多发病的科学知识普及给广大民众，也要使不同的群体逐步了解和掌握如何养成健康的生活方式，怎样减少和防止不良的生活习惯，从而提高健康意识和自我保健能力。为保障生存质量和生命质量的提高，要进一步使广大民众认识到，现代医学对健康的理解，远不仅仅是躯体没有疾病。健康的全面含义包括着体格健壮、心理健全、人与自然、人与社会环境相互依存、相互和谐发展的新观念。

党的十六大提出了全民健康素质的提高，这为全民“健康管理”、“健康促进”、“健康维护”、“健康研究”，提出了更高的目标，也为健康教育指明了方向。

要想提高全民族健康素质，就应通过各种形式，广泛开展健康科学知识的宣传普及。

世界卫生组织研究报告，说明了健康教育的实际意义，具体指出：人体三分之一的疾病通过预防保健可以避免；三分之一的疾病通过早期发现可以得到有效控制；三分之一的疾病通过信息的有效沟通能够提高治疗效果。

世界卫生组织前总干事中岛宏博士指出“许多人不是死于疾病，而是死于无知。不要死于愚昧，不要死于无知。”

上述，足以说明健康科学知识宣传普及的深远意义。

为贯彻落实党的十六大提出的“提高全民族的科学文化素质，传播科学知识”的精神，中央文明办、民政部、新闻出版总署、国家广电总局四部委，体察民意，满足民众需求，共同组织并举办了“万家社区图书室援建和万家社区读书”的暖民心活动，也是一项十分有益于广大群众健康素质提高的活动。

为此，我承应了《城乡社区健康管理丛书》主编的任务。该套丛书，是由我国营养学专家赵霖教授、急救医学专家李宗浩教授、肿瘤学专家王建璋教授、心理学专家王效道教授、心血管专家吴树燕教授、脑血管专家吴逊教授、内分泌专家高妍教授、呼吸疾病专家姚天樵教授、消化道专家许政刚教授、医药保健专家刘建文研究员、口腔医学专家林培炎教授、外科专家肖锦模教授、妇女保健专家陈宝英教授，在短期内分别编撰了高血压病、心、脑血管疾病、糖尿病、呼吸道疾病、消化道、癌症、口腔等疾病的防治，以及家庭急救、养生与保健、心理健康、膳食平衡、女性健康等科普读物，以充实万家社区图书室。

嗣后，将继续组织专家分批陆续出版健康知识的相关读物。这些系列丛书，我们将本着一看就能懂，一懂就能用，一用就有效的原则展示于广大读者。为个人健康、家庭健康、社会健康，为我中华民族素质的提高作出应有努力。

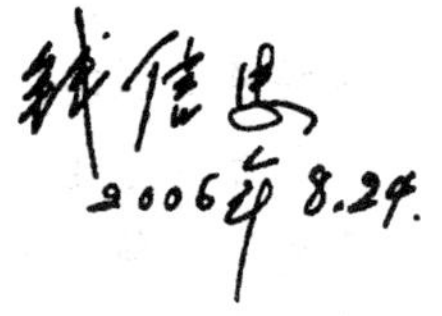

前　言

自从我国实行一对夫妇只生一个孩子的计划生育政策后，人们一方面对自己的独生子女更加宠爱，生活上百般体贴照顾，惟恐孩子受了委屈；另一方面对孩子寄予更大的期望，总是“望子成龙”、“望女成凤”。没有一个家长不希望自己的孩子能够顺利成长发育，没有一个父母不希望自己的孩子能够不得任何疾病、永远保持强健体魄。

然而，由于自然界存在着各种各样的细菌和病毒，由于一年四季气候千变万化，而婴幼儿先天体质幼弱，对自然界存在的各种变化适应能力较差，对各种细菌病毒的抵抗能力较低，总难免会生这样那样的疾病。而不少年轻父母，对如何照顾孩子，特别是对如何预防小儿罹患各种疾病，如何及时发现孩子患病，以及孩子一旦患了疾病后如何医治和护理，缺乏应有的知识。因此，往往既不能做到防患于未然，防止或减少孩子患病，又往往会在孩子患病后束手无策，不能很好地护理孩子，不得不使孩子蒙受更多的痛苦，甚至会使孩子因得不到及时合理的救治而留下后遗症或过早夭折，成为父母终生的遗憾。

为了适应家长们的这种需要，我们组织一些多年从事婴幼儿保健和医疗工作的专家学者，编写了这套《婴幼儿常见病防治丛书》。本丛书以通俗易懂的语言，深入浅出地论述了婴幼儿各种常见病的概念、病症表现、早期发现的方法，多角度、多侧面地介绍了一些中西医经过实践检验、行之有效的治疗方法；同时，本丛书还以相当多的篇幅和文字，具体介绍了婴幼儿各种常见疾病的饮食、药膳调理方法以及对患病小儿在患病期间的家庭护理方法，供家长选用；本丛书还从多方面介绍了一些可行的预防疾病发生的方法。相信年轻的父母以及孩子的爷爷奶奶们阅读本书后，对如何照顾好自己的孩子，使其健康成长，定会大有裨益。

本丛书对于广大医务工作者来说，则不啻为良师益友。它不仅具有较强的科学性、知识性，而且具有较强的资料性，无论放在案头床边，或随身携带，随时翻阅参考，都非常方便。

由于本丛书涉及面较广，而疾病的诊疗又极具复杂性，加之编著者水平的限制，书中难免还有不妥和疏漏之处，诚祈读者批评指正。另外，本书在编著中，曾参阅了大量文献资料，由于这些资料来源庞杂，难以一一加以注明，谨向各有关方面深致谢忱。

重要提醒：

本书中的中药及西药用量，应根据幼儿年龄大小及体质强弱酌情增减，不可一成不变。

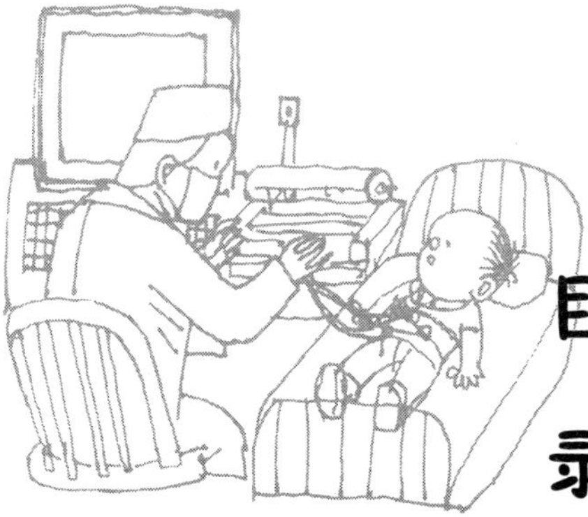

目录

心肌炎……………………001
心律失常……………………030
心包炎……………………062
克山病……………………090

心　肌　炎

一、什么叫心肌炎

心肌炎是指各种原因造成的心肌细胞局限性或弥漫性损害。为继发性心肌病的一种，常为全身性疾病的一部分。可分为感染性心肌炎和中毒性心肌炎两种。

二、心肌炎的病因病理是什么

1. 病因

(1) 感染性心肌炎

感染性疾病过程中并发的心肌炎（如病毒、细菌、螺旋体、真菌、立克次体的蠕虫感染时并发的心肌炎），临床以病毒和细菌感染并发心肌炎为多见。其中，病毒性心肌炎的发病率最高。

①病毒感染性心肌炎，可由多种病毒引起。常见的有柯萨奇病毒、埃可病毒、脊髓灰质炎病毒、流感病毒、副流感病毒、腺病毒、腮腺炎病毒、天花病毒、水痘病毒、单纯性疱疹病毒、

带状疱疹病毒、巨细胞包涵体病毒、传染性单核细胞增多症病毒、合胞病毒、风疹病毒、麻疹病毒等。其中以柯萨奇B组病毒所致者最多见，其次是埃可病毒。柯萨奇病毒和埃可病毒经呼吸道或消化道侵入机体的，引起病毒血症。病毒可直接随血流进入心肌细胞，在心肌细胞内复制，致使心肌细胞发生代谢障碍和营养障碍，影响心肌功能。由于急性心肌炎常在病毒感染的1~2周发病，此时病毒感染的全身症状基本消退，病毒分离常可转阴。因此，说明病毒除了直接损害心肌细胞，还继发了免疫反应，进一步加重了心肌的损害。经动物试验证明，病毒性心肌炎是细胞免疫性损害占主导作用，其次是病毒的直接损害。病毒免疫反应产生原理：一是自身反应性溶细胞性T淋巴细胞对心肌细胞抗原有自身免疫作用，而导致广泛的心肌细胞溶解、坏死。二是病毒特异性溶细胞性T细胞使受感染的心肌细胞溶解，引起较轻的炎症。

近年来生化研究，氧自由基增多可引起心肌细胞核酸断裂、多糖解聚、不饱和脂肪酸过氧化，造成心肌细胞膜损伤和线粒体氧化磷酸化作用改变，而损伤心肌。在急性心肌炎时红细胞超氧化物歧化酶降低，因此导致细胞内活性氧自由基增多。

②细菌感染性心肌炎：常见于葡萄球菌、链球菌和肺炎球菌等。这些细菌侵入机体后，菌血症可以引起心肌炎，免疫反应也可引起心肌炎。伤寒和结核也可偶发心肌炎，但心肌损害较轻。白喉性心肌炎是白喉死亡的主要原因，但目前发病率极低。上呼吸道的A组β溶血性链球菌感染引起的风湿性心肌炎较为多见。其主要发病原因为链球菌感染引起的免疫反应。链球菌细胞成分及其菌外产物具有高度抗原性及特异性。近年来发现链球菌的成分如细胞壁的M蛋白与人体心肌细胞有相似的抗原性。在链球菌感染后产生了相应抗体。由于人体心肌细胞与链球菌细胞壁的抗原相似，故人体的抗体与自身的心肌细胞

（抗原）产生抗原抗体反应，造成心肌损害。这种交叉反应性抗原不但发生于心肌细胞，也可发生于骨骼肌和血管内膜壁的平滑肌。

③其他感染性心肌炎：特别是立克次体引起的斑疹伤寒常引起心肌炎，并且死亡率也较高。钩端螺旋体及放线菌感染后，其细菌则直接侵犯心脏引起心肌炎。多种严重感染亦可并发心肌炎。

（2）中毒性心肌炎

①药物性中毒：常见的有奎尼丁中毒；吐根素及锑中毒、砷中毒、汞中毒等，均可直接造成心肌损害，引起中毒性心肌炎。

②电解质紊乱，高钾血症时也可以造成心肌损害。

2. 病理

（1）病毒性心肌炎

病毒侵入后寄宿在心肌细胞内复制，形成抗原，再加上抗体形成后的一系列免疫反应，使心肌纤维之间和血管周围的结缔组织中有单核细胞、淋巴细胞及中性粒细胞浸润，使心肌纤维有不同程度的变性，横纹消失，肌浆凝固或溶解。由于心肌纤维的变性或断裂，心肌细胞肿胀，呈局灶性坏死或大片状坏死。除此之外，还可有成纤维细胞增生及瘢痕形成，心内膜弹力纤维增生及心室附壁血栓形成。附壁血栓脱落时可引起脑、肺及肾栓塞，因此临床有时出现脑梗塞症状。病毒性心肌炎多伴有浆纤维素性心包炎，渗出量小。有的并发心内膜炎。病变以左心室和室间隔最重，其次是右心室，左、右心房最轻。电镜检查可见心肌细胞破碎，肌丝丧失，肌纤蛋白结构被破坏，线粒体发生退行性变和钙化，尸体解剖从心包、心肌或心内膜中分离出病毒，也可应用荧光免疫检查方法在心肌、心包或心内膜中找到特异病毒抗原。电镜检查也可见到病毒颗粒。

(2) 风湿性心肌炎

风湿热的发病一般不是在链球菌感染的当时，而是在感染后的1~3周，并且多于上呼吸道症状消失后发病。因此目前认为风湿热是链球菌感染后引起的免疫反应，导致机体的损害。因此风湿性心肌炎的病理改变为风湿小体，即阿孝夫小体。病变的演变过程有以下三个阶段。①渗出期（第一期）：胶原纤维呈局灶性肿胀和纤维素变性或坏死，并有非特异性的炎性细胞浸润和浆液渗出。此期病变可自行恢复或进入第二期。②肉芽肿期（第二期）：肉芽肿多见于心肌内的小血管周围和心瓣膜中，形成风湿小体，小体中心为肿胀坏死的胶原纤维。③瘢痕形成期（第三期）：风湿性心肌炎在急性期主要的心肌改变为间质结缔组织水肿，血管周围纤维组织呈纤维素样变性，并有炎性细胞浸润，最重要的病理改变是有风湿小体形成。小儿风湿性心肌炎以渗出型为主，常为暴发性，可迅速出现心力衰竭，使心肌损害加重。反复发作后可导致心肌硬化。

(3) 中毒性心肌炎

中毒性心肌炎主要是由于药物等中毒引起心肌细胞的肿胀、坏死、溶解，导致心肌损害。高血钾症引起的心肌损害主要是由于抑制心肌细胞的兴奋性使心率减慢，而导致冠状动脉供血不足造成的。

三、心肌炎的临床表现有哪些

(1) 病毒性心肌炎

病毒性心肌炎的症状轻重不一，悬殊很大。多发于春夏或初秋，也可1年四季均有发病。轻者可无症状，而重者可于发病后数小时或数日内因暴发性休克或急性充血性心力衰竭而死亡。

①一般症状

患儿出现心脏症状之前2周至1月内有上呼吸道感染和肠道感染史。常有中度发热、咽痛、腹泻、皮疹等症状。继之出现疲乏无力、食欲不振、恶心、呕吐、胸闷、心悸、头晕、面色苍白，呼吸困难等不适。个别病儿还可出现腹痛或肌痛。查体发现心动过缓，心律失常，奔马律，心尖区第一心音低钝，心浊音界正常或扩大。合并心包炎时可听到心包摩擦音。

②临床分型

根据病情的轻、重临床分为三型：

轻型：无症状或有轻微的临床症状，有轻度的疲乏无力，食欲不振，第1心音稍减弱，心浊音界正常，有时可出现心动过速和奔马律。心电图检查仅有一过性的ST-T改变。经治疗于数日或数周内痊愈。

中型：患儿有明显的临床症状，多数起病急、疲乏无力、食欲差或拒食、恶心、呕吐、面色苍白，烦躁不安，呼吸困难，干咳。年长儿自诉心前区痛，胸闷、心悸、头晕、有时有急性腹痛及肌痛。严重者口唇及面色青紫，端坐呼吸，不能平卧。发生急性充血性心力衰竭时双肺可闻及湿罗音，肝脏增大有压痛，而浮肿则不明显。还可并发神经系统损害和肾脏损害。如果治疗及时，多数病儿经数月或数年后可痊愈。部分患儿可迁延不愈或遗留心肌损害，以心律失常最多见。

重型：可以暴发心源性休克为主要临床表现。患儿烦躁不安，呼吸困难，口唇及四肢末梢青紫，皮肤湿冷，多汗，脉搏细弱，血压下降或测不到。心动过速，有奔马律。部分患儿还可有严重腹痛或肌痛发病。病情进展急速，可于数小时或数日内死亡。也有的重型病儿以急性充血性心力衰竭发病，部分病儿因心力衰竭发展迅速而未能控制住而死亡。少数病儿转为慢性充血性心力衰竭。有的也可以慢性充血性心力衰竭为临床表现而发病。

中重型病儿中有少数较为慢性者，因反复的呼吸道感染或过度疲劳引起心力衰竭。迁延数年可导致心脏明显扩大，最终死于心力衰竭。在慢性病程中易并发栓塞或心律不齐。发生脑栓塞时有偏瘫，失语；肾栓塞时有血尿。少数病儿可发生心肌梗塞。常见的心律失常有室性心动过速，完全性房室传导阻滞和室颤，可发生猝死。

患病毒性心肌炎的新生儿，多由柯萨奇病毒和埃可病毒感染引起，一般多于生后10天左右发病，常突然发生进行性心力衰竭症状。起病急，先有腹泻或上呼吸道感染。以后出现嗜睡，不吃奶、呕吐、发绀、气促、呼吸困难，心动过速。常可伴有脑膜炎、胰腺炎等。

③临床分期

急性期：初次发病，病程在6个月以内为急性期。少数病儿在此期可痊愈。多数病儿进入恢复期。

恢复期：病程在6个月以上，临床症状好转或基本消失。血清酶恢复正常，但心电图尚未恢复正常。心脏扩大一般于1~2年内逐渐恢复正常。

慢性期：病程多在一年（或二年）以上。根据病情又可分为二型：一是慢性迁延型：临床症状和心电图改变时轻时重，迁延不愈，但心脏扩大不明显，不发生心衰，常因上感、劳累而反复发作，经休息和治疗后好转。二是慢性进行型：临床症状呈进行性加重，伴心脏扩大，心功能不全，常有严重的心律失常及进行性心力衰竭，预后不良。

后遗症期：有心肌炎病史已数年，但患儿一般状况良好，无明显临床症状，无心脏扩大或心力衰竭，仅长期遗留有心电图改变，如早搏，ST-T改变，I-Ⅱ度房室传导阻滞或束枝传导阻滞等。或一般情况下心电图正常，而于活动、激惹、迷走神经兴奋性增高时，则出现心电图有异常改变。

④临床诊断标准

A 主要指标：

a 有急、慢性心功能不全或心脑综合症。

b 有奔马律和心包摩擦音。

c 心脏扩大，经X线检查证实。

d 心电图检查有严重的心律失常，如Ⅱ度、Ⅱ型以上的房室传导阻滞或明显的ST-T改变、低电压等。

B 次要指标：

a 发病同时或1~3周前有呼吸道感染或腹泻等病毒感染史。

b 有明显的乏力、苍白、多汗、心悸、气短、胸闷、头晕、心前区痛、手足发凉、肌痛、腹痛等症状，至少两种。婴儿有拒食、紫绀、四肢凉、双眼凝视等。新生儿可结合母亲病毒感染史。

c 心尖区第一心音明显低钝或安静时心动过速。

d 心电图轻度异常，除外主要指标中心电图的异常改变，或心电图运动试验阳性。

e 病程早期有血清肌酸磷酸激酶（CPK），谷草转氨酶（GOT）或乳酸脱氢酶（LDH）增高。病程中多有抗心肌抗体（AHA或HRA）增高。

确诊条件：

a 具备主要指标二项或一项主要指标加两项次要指标（要求有心电图改变）可临床诊断为心肌炎。

b 同时具备三项病原学检查之一，可以诊断为病毒性心肌炎，如无条件作病毒分离，结合病史，临床可以考虑心肌炎系病毒感染所致。

c 凡不具备以上条件，但临床怀疑为心肌炎者，可以诊断为“疑似性心肌炎”，按心肌炎治疗一个疗程，并进行长期随诊。

d 在考虑上述条件时，应首先除外下列疾病；风湿性心肌炎、中毒性心肌炎、结核性心包炎、先天性心脏病、胶原性疾病和代谢性疾病引起的心肌损害、原发性心肌病，先天性房室传导阻滞、高原性心脏病、克山病、神经功能紊乱、电解质紊乱及药物中毒引起的心电图改变等。

⑤心电图检查

QRS波低电压，ST段偏移，T波倒置，平坦，低平。有的ST-T似急性心梗样改变，QT时间延长，可见各种心律不齐，如房室传导阻滞、阵发性心动过速。慢性病人可有左心室肥厚。

⑥X线检查

心脏轻度或重度普遍扩大，左心室较显著，心尖搏动减弱，肺瘀血，肺水肿，少数病儿可有少量胸腔积液。

⑦超声心动图检查

部分病儿可见左心室扩大，室间隔及室后壁运动幅度降低。

（2）风湿性心肌炎

在风湿热的病儿，主要病变发生在结缔组织，胶原纤维，因此全身各器官均可受损，但以心脏、血管和浆膜处的病变最为显著。当病变侵犯心脏时，在急性期主要为心肌、心内膜和心包均受到损害。故可以称为急性风湿性心肌炎。但以心肌炎表现为主的也甚多见，因此又可以诊断为风湿性心肌炎。

①一般症状：在发病前1~3周可有咽痛、扁桃腺炎，猩红热病史，或有短期发热。一般4天左右痊愈，1~3周后开始发病，风湿性关节炎为急性起病，而心肌炎可呈隐匿性经过，因此患儿开始症状轻，有疲乏、食欲减退，有时伴有发热。逐渐出现胸闷、心悸、气短等。病情严重者心肌呈弥漫性损害，临床症状加重，出现呼吸困难，肝脏增大等，并发心力衰竭。

②心脏体征：轻者仅出现心率轻度加速，或心电图有短暂的轻微改变。重度心肌受损者可出现：心率加快，如有发热与

体温不成正比；心音减弱，心尖区第一心音低钝，有时出现奔马律；心律失常可出现期前收缩，不同程度的房室传导阻滞。以第一度房室传导阻滞多见。少数病儿出现完全性房室传导阻滞，可以引起阿–斯综合征，患儿出现昏厥；心脏可有轻度或中度扩大。

③心电图检查：Q~T间期延长，T波平坦或倒置，有心律失常，如早搏、房室传导阻滞及心室肥厚等改变。

④X线检查：少数重症者可有心脏扩大。

⑤在心肌炎发病的同时，可伴有风湿热的其他症状，如关节病变，皮下小结等症状。

(3) 白喉性心肌炎

近年来虽然很少见白喉病，但白喉引起的心肌炎是最常见的并发症，也是导致死亡的原因之一。白喉杆菌产生的外毒素在局部粘膜经血液循环扩散到全身组织和器官，以心脏、神经和肾最敏感。心肌炎发生于起病后10天~14天，心肌病变以透明性变为主，心肌纤维及传导系统发生水肿、充血、细胞浸润及心肌坏死。

①一般症状：有流行病史和传染途径，轻者有轻度发热，精神不振，年长儿述咽痛，重者可有高热、拒食、烦躁不安、呕吐、四肢发凉、心悸、胸闷、呼吸困难。

②有白喉特有的体征：最初扁桃体、咽及软腭中度充血，继而扁桃体上出现薄膜样白色渗出物，很快增多，扩大和变厚，几小时形成整片伪膜，牢固附着于组织上，不易擦去，若用力擦，易引起出血。颜色由乳白色渐变为灰白色以至略带蓝绿色，边缘有轻度外翻倾向，范围只在扁桃体为咽白喉，如果扩散可引起咽白喉，以2~5岁多见，以哭声和说话声嘶哑为主要表现。伴有哮吼性咳嗽和出现呼吸困难。幼小婴儿患白喉时表现为烦躁不安，常来回转动身躯，或斜卧母亲怀中，因呼吸道梗阻而

不能入睡。心肌受损时，易并发心力衰竭和循环衰竭，呼吸困难加重，不能平卧。③心脏体征：心脏开始轻度扩大，随病情加重可显著扩大，心音低钝，有奔马律，肝脏增大，心动过速或心律不齐，血压下降。但无杂音。有充血性心力衰竭时皮肤苍白或青紫，颜面浮肿，肺部出现湿罗音。

④心电图检查：往往表现严重的心律失常，如完全性房室传导阻滞，完全性束支传导阻滞，室性心动过速或心室颤动等，可导致阿-斯综合征。可有ST段偏移，T波倒置或低平，有期前收缩等。

⑤X线检查：心脏扩大，搏动微弱，肺部充血。

(4) 中毒性心肌炎

发生于严重感染或化学药物中毒时。如猩红热，大叶性肺炎，伤寒、急性细菌性痢疾等。原发感染症状较为突出，在病程过程中出现心肌炎，一般较轻，重者可发生心力衰竭。某些化学药物：如吐根碱、锑剂可以引起中毒性心肌炎，一氧化碳中毒也可以引起心肌炎。

四、心肌炎的化验检查有哪些异常

(1) 血常规：细菌感染时白细胞总数和中性粒细胞增高。病毒感染引起的则正常或偏低。中毒时血常规正常或白细胞总数偏高或降低。

(2) 血沉增快：病毒性心肌炎时血沉正常或稍增快。风湿性心肌炎血沉明显增快。

(3) 咽拭子培养：风湿性心肌炎可培养出A组β溶血性链球菌，但有时咽培养可呈阴性。白喉咽培养可培养出白喉杆菌，培养阳性，还需进行豚鼠毒力试验后，才能确定是否为产毒菌株，即使阴性也不能否定白喉诊断。病毒性心肌炎时可从咽拭子中分离出病毒。

(4) 风湿性心肌炎时血清抗链球菌溶血素：滴度增高，在1:400以上。阳性率达75~80%；20%不升高，但可能为隐匿型心肌炎。抗链球菌素O下降较慢，在血沉正常后5~6月仍可持续增高。但血清标本被细菌污染，溶血；高脂蛋白血症等，均可发生非特异性增高，应注意排除。血清抗链球菌激酶滴度增高1:40以上。血清透明质酸酶增高，1:20~48以上。抗脱氧核糖核酸酶B及抗烟酸胺-腺嘌呤-二核苷酸酶增高。因以上抗体可以持续增高数月，对隐匿型心肌炎有诊断价值。

(5) 血清蛋白电泳分析：白蛋白减低，r球蛋白增高，粘蛋白增高。

(6) 血清抗体：病毒性心肌炎时LgM中和抗体增高，补体结合试验和血凝抑制试验增高，1:32以上。风湿性心肌炎时IgG增高。荧光抗体检查能确诊病毒性心肌炎、风湿性心肌炎和白喉性心肌炎。

(7) 血清酶增高：谷草转氨酶（GOT）增高，正常值40个单位。乳酸脱氢酶（LDH）增高，正常值60~170单位。肌酸磷酸激酶（CPK）增高，正常值80~160单位。肌酸磷酸激酶同功酶（COK-MB）增高，正常值0~24单位。α羟丁酸脱氢酶（α-HBOH）增高，正常值16~136单位。

五、心肌炎应与哪些疾病相鉴别

1. 与先天性心脏病鉴别

先天性心脏病其特点发病早，有持续性紫绀和生长发育障碍，并且易反复患呼吸道感染，心脏查体心脏扩大，但有固定性杂音，通过X线检查及心脏超声检查均能确诊。而血清中无特异性抗体，心肌酶各项检查均正常。心肌炎的病人心脏扩大时可以出现二尖瓣相对不全，引起收缩期轻度的吹风样杂音，病毒性心肌炎和风湿性心肌炎同时并发心包炎时可以出现心包摩擦音。而先天性心脏病患儿是不会出现心包摩擦音的。心肌炎发病前常有上呼吸道感染、咽痛及腹泻等感染史，而先天性心脏病则先有心脏疾病的临床症状和体征，以后易反复患呼吸道感染。心肌炎经药物治疗后大部分能够痊愈，而先天性心脏病经药物治疗无效，需行心脏手术治疗。并且心电图检查也不相同：先天性心脏病儿的心电图改变主要以心房及心室的肥厚为主要改变，有时出现心肌缺血时才有4波改变。病毒性心肌炎时主要为房室传导阻滞及束支传导阻滞，或明显的34段及4波的改变，还可以有低电压。

2. 与心内膜弹力纤维增生症鉴别

心内膜弹力纤维增生症为小儿原发性心肌病中较常见的一种。1岁以内的婴儿发病率占2/3，临床表现以心力衰竭为主，常发生于呼吸道感染之后。病因可能与病毒感染、宫内缺氧致心内膜发育障碍、少数病儿有家族遗传史这三个方面有关。在病毒感染方面，目前认为在胎儿时期或出生后柯萨奇B组病毒、腮腺炎病毒及传染性单核细胞增多症病毒感染，引起弥漫性的心肌炎而发展为心内膜弹力纤维增生症，使心内膜增厚，呈乳白色或灰白色，平滑而光亮。多数病儿可累及整个心脏，但以左心室为主，左心房和右心室也可受累。因此心脏扩大，乳头肌、腱索、二尖瓣及主动脉瓣也可受累。心室壁有附壁血栓形成。根据左心室大小可分为扩张型和缩窄型。扩张型：左心室扩大，左心室内膜呈弥漫性弹力纤维增生，左心室轻度肥厚。

缩窄型：左心室腔小，发育差，右心房及右心室扩大，心肌增厚。左、右心室内膜均增厚。此型主要见于新生儿。以上改变经心脏多普勒及心动超声心电图检查可以确诊。心肌炎的病儿心内膜可以受累而轻度增厚，一般做心动超声检查变化不显著。心内膜弹力纤维增生起病较急，突然出现呼吸困难、呕吐、拒食、口唇发绀，面色苍白，烦躁不安、心动过速，常有发热，肺部出现湿罗音、干罗音及哮鸣音。还可见肝大、浮肿等心力衰竭体征。出现心原性休克时，烦躁、四肢湿冷，脉搏微弱，血压下降。发病在6个月以内患儿可以发生猝死。发生在6个月以上的，多数发病缓慢，经治疗可缓解，但可因反复发作心力衰竭而死亡。有的患儿可活至成人期。而心肌炎的病儿多数起病较缓慢，并且可以治愈，少数病儿发生心力衰竭和心源性休克而死亡。病毒性心肌炎的发病年龄可不同，但多数能治愈，而风湿性心肌炎的发病年龄主要为年长儿，中毒性心肌炎则有明显的原发病史，并且心肌炎的病状和体征很轻。病毒性心肌炎有病毒感染史，心电图表现QRS波低电压，Q-T间期延长，ST段及T波改变：而心内膜弹力纤维增生病则以左心室肥厚，$RV_{5、6}$电压增高，$TV_{5、6}$倒置。

3. 与克山病鉴别

克山病的发病有地区性，以2~9岁多发病，可能与当地的水土中微量元素硒的含量低有关。健康人进入病区3个月后可发病，离开病区后症状可减轻或消失。因为硒是心肌代谢的重要元素之一，其低时可引起心肌缺血、缺氧，其发病年龄、病理改变与病毒性心肌炎均有相似之处。心肌损害以实质损害为主，心脏呈球形扩大，心脏扩大较病毒性心肌炎等均显著。起病可急可缓，急型多见于7岁以上小儿，亚急型多见于2~6岁小儿。早期可有精神萎靡、疲乏无力、不爱玩、烦躁、头晕、头痛、胸闷等症状，很快出现心力衰竭或心源性休克。而病毒性心肌炎和风湿性心肌炎时心力衰竭和心源性休克的发生率明显较克山病低。克山病虽然也有心脏扩大、奔马律、心律失常和心力衰竭，但无上呼吸道感染病史，有克山病的诊断标准及发病区域。具有发病区域和克山病的诊断指标中一条，排除其他疾病引起的心脏改变，可诊断为克山病。其诊断指标如下：（1）急慢性心功能不全。（2）心脏扩大。（3）奔马律。（4）心律失常；多发性室性早搏（每分钟5次以上）；心房颤动；阵发性室性或室上性心动过速。（5）脑、肺、肾等栓塞。（6）心电图改变：房室传导阻滞，束支传导阻滞；ST段及T波改变；Q-T间期延长；多发、多形性室性早搏；阵发性室性心动过速或室上性心动过速；I、aVL、V_1~V_6呈QS波；（7）X线检查：心脏扩大，心搏动减弱，不规则及局限性搏动消失和反常搏动；肺动脉高压（或混合高压）。克山病的诊断指标与病毒性心肌炎和风湿性心肌炎的诊断标准不同。结合发病特点，则可以进行鉴别。

4. 与糖原累积症鉴别

糖原累积病Ⅱ型可累及心脏。本症为先天性遗传性疾病。糖代谢由于酯缺陷而造成糖原累积，糖原广泛存在于各种组织的细胞内，尤以肝脏、心脏及肌肉中的含量最多。新生儿期则可发病，多于婴儿期发病，肌肉松弛为其独特表现，肌肉外观正常。患儿吸吮差，呼吸浅，心脏阴影增大，可出现心力衰竭。心电图与心肌炎有区别：显示P—R间期缩短，T波倒置及QRS综合波，心脏可左、右心室明显扩大，有家族史，生后2~6月内发病，多数于1岁内死亡，幸存者可见发育迟缓身材矮小肥胖，全身肌肉和肝内糖原累积，以上特点均能与心肌炎鉴别。

5. 与扩张型心肌病鉴别

扩张型心肌病临床表现有呼吸困难及心动过速，活动后加重，乏力，多汗烦躁，纳差，胸闷，尿少及肝大等心力衰竭表现。这些症状心肌炎的病儿也可以出现，并且两病均有心脏扩大，第1心音减低，有奔马律，而扩张型心肌病心脏扩大显著，心脏增大呈球型，心搏减弱，肺瘀血明显，心电图也可显示ST段下降，T波平坦或倒置，但显示左心室肥厚。此病应与病毒性心肌炎和风湿性心肌炎鉴别。后两病经治疗后预后均较好，但扩张型心肌病往往治疗效果不佳，预后差，多数于发病1年内死亡，仅少数存活多年。

6. 与急性心包炎鉴别

急性心包炎也可以由病毒和链球菌感染引起，也有发热、咳嗽及呼吸困难，但主要症状为心前区刺痛或压迫感。心肌炎可以有心前区刺痛或胸闷，但无典型的心脏压迫感，而无心包摩擦音，因此可以鉴别。超声心动图检查可探知心包腔有无积液。但有时心肌炎同时伴有心包炎，两者存在时同属一种病因；故应积极进行病因治疗。

7. 与感染性心内膜炎鉴别

感染性心内膜炎以往称为细菌性心内膜炎。如果原来无心脏病的患儿，遇有毒力较强的细菌感染引起的败血症，会并发感染性心内膜炎，多见于新生儿和小婴儿。如果原来有先天性心脏病的患儿即使感染毒力较弱的细菌也容易发病。尤其是拔牙和扁桃体摘除术时，潜在的病原菌易随血流侵入心腔引起感染性心内膜炎。多为链球菌感染；脓皮病、甲髌炎导管检查及心脏手术后常为金黄色或白色葡萄球菌感染等。一般起病缓慢，开始时仅有不规则发热，感觉疲乏，食欲减退、体重减轻、关节痛、面色苍白等症状，病情进展缓慢，数日或数周后出现栓塞征象，可见皮肤瘀点或紫红色小结节。出现各脏器的栓塞时可因累及的器官不同而症状不同。一般有脾脏增大，腹痛、便血、血尿等，心脏出现杂音。而心肌炎的病儿无心脏瓣膜损害同时存在时，则无心脏杂音。有时出现血性胸腔积液。心肌酶正常。而心肌炎的病儿心肌酶增高。心肌炎的病人无持续不规则发热，无栓塞体征。病情进展慢。而感染性心内膜炎，病情进展迅速，可在数日或数周危及生命，如抢救及时，可在数周内恢复健康。

8. 与冠状动脉中层坏死鉴别

冠状动脉中层坏死不是一种病。而是全身血管性疾病的局部表现，生后即能发病，主要为冠状动脉中层坏死、内膜增厚，发生栓塞，心、肾、肺动脉均可累及，常伴有其他畸形，此病少见。

9. 各类心肌炎之间的鉴别

如病毒性心肌炎的致病因素为病毒，临床仅表现出心脏疾病的症状和体征。而风湿性心肌炎同时伴有典型的游走性关节痛，皮下小结，环形红斑或舞蹈症。并且血沉增快，抗链球菌溶菌素O增高，有链球菌感染史。往往同时伴有心瓣膜和心包炎症。听诊可以听到心脏杂音。心脏增大不如病毒性心肌炎显著。血沉明显增快。补体结合试验阴性。而病毒性心肌炎时血沉大多数正常，补体结合试验阳性。中毒性心肌炎则根据原发病的特有表现可以鉴别。

六、心肌炎的西医治疗方法有哪些

1. 一般治疗

急性期或有心力衰竭时严格卧床休息，以减少心脏负担及减少耗氧量。一般卧床3~4周，直至症状消除，有心脏扩大或心力衰竭者应延长卧床休息至少3~6个月，至病情好转或心脏缩小后可逐步开始活动。

2. 抗生素治疗

风湿性心肌炎首选青霉素钠，用量40~80万单位/次，一日两次肌肉注射，用药2周。病毒感染性心肌炎可以不用抗生素，但有时细菌感染为病毒性心肌炎的致病条件因子，因此可以用青霉素治疗1周。中毒性心肌炎是由于严重感染引起的则要选用广谱抗生素治疗，可用头孢唑啉钠：用量30~50毫克/公斤体重/日，分2~3次肌肉注射或静滴，严重感染的患儿可用100毫克/公斤体重/日，分2~4次静滴。也可用头孢哌酮：用量50~100毫克/公斤体重/日，严重者可加至200毫克/公斤体重/日，分2~4次静滴。或用头孢三嗪：用量，20~80毫克/公斤体重/日。

3. 对症药物治疗

（1）风湿性心肌炎：以抗风湿治疗为主。常用阿司匹林：80~100毫克/公斤体重/日，每日用量不超过3~4克，少数疗效不佳者可增加至120毫克/公斤体重/日。每6小时1次，分4次于饭后服用，以减轻阿司匹林对胃肠道的刺激。用药至风湿症状控制，心肌炎症状消失，血常规白细胞降至正常，血沉恢复正常开始逐渐减量，一般于用药2周后减去原量的1/4，再用2周左右，如果病情无反复可以继续减量，因阿斯匹林有影响凝血机制的副作用，必要时加服维生素$K_4$2~4毫克/次，每日三次，或加用止血敏0.25~0.5克/次，每日2~3次口服。如果有出血倾向时可以静脉点滴止血剂。用药期间应注意肝功能，以及早发现阿司匹林造成的肝细胞损害。

（2）病毒性心肌炎要给予抗病毒治疗，常用病毒唑注射液10~15毫克/公斤体重/日，肌肉注射或静脉滴注。或者用阿昔洛韦口服，每次50~100毫克，每日3至4次。

（3）有心前区疼痛，腹痛及肌痛者，可用阿司匹林，10毫克/公斤/次，每日3~4次，饭后口服。或者用磷酸可待因，0.5~1毫克/公斤体重/次，每日3次口服。必要时可用杜冷丁：口服0.5~1毫克/公斤体重/次，每日3次；肌肉或静脉注射用量；0.5~1毫克/公斤体重/公斤/次。吗啡止痛效果好，用量：0.1~0.2毫克/公斤体重/次，皮下注射，但有腹胀和呼吸功能障碍时禁用。1岁以内婴儿禁用。

（4）有烦躁不安者：给予镇静剂，常用安定，口服0.1毫克/公斤体重/次，每日3次，肌肉注射或静脉注射：0.1~0.3毫克/公斤体重/次；或用苯巴比妥口服，亦可肌肉注射。

4. 大剂量维生素C治疗

大剂量维生素C有消除自由基的作用。当心肌细胞有炎性改变或者受损伤时，有大量的氧自由基产生，氧自由基增多会加重细胞损害影响心肌细胞的代谢，造成恶性循环。用大剂量维生素C消除氧自由基，可起到保护心肌细胞的作用，用量：100~200毫克/公斤体重/日，加入10%葡萄糖液中静滴，3~4周为1疗程。

辅酶110有保护心肌的作用，用量：5~10毫克/次，每日3次口服；或者每日5毫克，肌肉注射。用1.6–二磷酸果糖可以营养心肌，改善心肌细胞代谢，用量：100~250毫克/公斤体重，连用14~20天，口服，或每日1次静脉注射，静脉注射时必须在10分钟内滴完，使血液中达到一定的浓度，静滴时间长会降低药效，因静脉注射时对血管刺激性大，会产生局部疼痛，故一般用6~7天为1疗程。

5. 激素治疗

病毒性心肌炎早期不宜使用，因早期应用易引起病毒扩散；主要用于急性期并发心源性休克，严重的房室传导阻滞，或心力衰竭经其他治疗效果不佳者。激素治疗风湿性心肌炎及中毒性心肌炎疗效佳。常用：氢化可的松5~10毫克/公斤体重/日，静脉滴注。或者用地塞米松注射液0.25~0.5毫克/公斤体重/日，静脉滴注。病情好转后改为强的松口服，用量：1~2毫克/公斤/日。可以分三次口服，也可以一次顿服。1个月后减量，减量后可加用硫唑嘌呤2毫克/公斤/日，分2~3次口服，疗程2~4个月。用药期间应注意预防和治疗继发感染。应用氢化可的松和地塞米松静滴后，改为口服强的松时，应进行药物剂量换算，氢化可的松25毫克=强的松5毫克，地塞米松0.75毫克=强的松5毫克。

6. 心源性休克的治疗

（1）一般治疗：保持周围环境安静，用镇静剂：安定0.1~0.25毫克/公斤体重，静脉注射，或用苯巴比妥钠2~3毫克/公斤体重，肌肉注射。必要时皮下注射吗啡0.1~0.2毫克/公斤体重/次。给予面罩吸氧。必要时用人工呼吸机及输新鲜红细胞，提高血红蛋白，增加氧的运输。

（2）扩容治疗：心源性休克主要是由于心功能不全引起，与低血容量性休克不同，扩容往往不能使心输出量增多，输液量过多或速度过快，反而会导致肺水肿，使病情恶化，故输液应谨慎。输液量不宜过大，速度不宜过快。首次输液量应给予生理盐水或低分子右旋糖酐5~10毫升/公斤体重，于30分钟内静脉滴注，如果休克症状无改善，可重复用1次。当病情好转，患儿血压上升，心率恢复，四肢转暖，尿量增加，应减慢输液速度。一旦出现肝大或肺部罗音，应立即停止扩容。无额外损失时，全日输液量不宜超过50毫升/公斤体重。

（3）纠正酸中毒：休克时常因细胞代谢在缺氧的情况下进行，氧化不全产生过多的酸性物质，发生代谢性酸中毒。代谢性酸中毒时使心肌收缩力减弱。因此必须纠正酸中毒，才能增强心肌收缩力，使心搏出量增加，血压升高。心搏出量增多，血压上升后末梢循环改善，氧含量增高，酸性代谢产物减少，才能进入正常的良性循环。常用5%碳酸氢钠注射液4~6毫升/公斤体重/次，稀释成1.4%的等渗溶液后静脉滴注。

（4）增强心肌收缩力：用儿茶酚胺类药物。儿茶酚胺类药物通过直接与肾上腺素能受体结合，或者通过促进肾上腺素能神经释放介质，产生拟交感神经作用。α受体兴奋使血管收缩。β受体其作用是增强心肌收缩力，加快心率并促进心肌代谢，使糖原分解增加，腺甙酸环化酶活性提高。因此为最强的增强心肌收缩力的药物，并且作用迅速。除对心肌有变力作用外。还有增快心率及增强外周血管阻力的作用，但同时也使心肌的耗氧量增加。此类药物作用与剂量相关，例如肾上腺素0.01毫克/公斤体重/次，静滴可提高心输出量及维持血压。如果用量过大，引起血压急骤增高，可以发生心律不齐。多巴胺每次10毫克，加入5%葡萄糖液100毫升中，以10~15滴/分滴入，根据病情调整滴速。中等量时可以增强心肌收缩力，增快心率，同时扩张肾血管。使尿量增加，大剂量时使外周血管收缩，血压升高。多巴酚丁胺：50毫克加入5%葡萄糖液50毫升中静滴，速度为2.5~10微克/公斤/分。能增强心肌收缩力，对心率及外周血管阻力作用较轻微。心原性休克多伴有外周血管收缩，由于多巴酚丁胺无扩张血管，有改善肾功能的作用，故临床常联合应用小剂量多巴胺和多巴酚丁胺。小剂量多巴胺使内脏及肾血管扩张、尿量增加，而多巴酚丁胺主要是增加心肌收缩力。婴儿患者对多巴酚丁胺效果差，可选用异丙肾上腺素。心源性休克一般不选用洋地黄制剂，因洋地黄药物作用缓慢，在代谢性酸中毒时易发生洋地黄中毒，故不宜使用。若心源性休克系阵发性室上性心动过速引起，则应采用静脉注射西地兰或地高辛饱和量。二联吡酮具有增强心肌收缩力，使心肌细胞内环磷酸腺苷浓度升高，促进钙离子内流，并有扩张外周血管的作用。初始用量0.01~0.05微克/公斤，静脉滴注，以后0.1~1.0微克/公斤/分。静滴维持。

（5）血管扩张剂：该类药物可松弛动静脉平滑肌，减轻心脏的后负荷，提高心输出量。适用于心源性休克伴有中心静脉压或毛细血管楔压升高。而血压正常或接近正常者，常用硝普钠：剂量0.05~8微克/公斤/分，扩张小动、静脉。作用与剂量有关。应从小剂量开始，并且避光静滴。酚妥拉明：剂量1~20微克/公斤/分。主要扩张小动脉，增强心肌收缩率，加快心率。

（6）应用激素：常用氢化可的松或地塞米松，用1.6–二磷酸果糖改善心肌代谢。或用能量合剂：ATP20毫克辅酶A50单位，细胞色素C30毫克，加入10%葡萄糖液50~100毫升中静滴。有明显肺循环和体循环充血者用速尿1~2毫克/公斤体重/次，静脉注射。

7. 心力衰竭的治疗

心肌炎时主要表现为急性心力衰竭。

（1）一般治疗：避免烦躁哭闹，给予镇静剂，如苯巴比妥、安定或吗啡。采取半卧位减轻呼吸困难，必要时给予氧气吸入。应限制盐摄入量，保持大便通畅。并发细菌感染时用抗生素。

（2）应用洋地黄制剂：洋地黄制剂对充血性心力衰竭效果佳，可以增加心肌收缩力，使心搏出量增加，对正常的心肌使其耗氧量增加，而对已经衰竭的心肌由于洋地黄的正性肌力作用，可以降低心肌耗氧量，并且能使周围阻力增加，增大心脏的后负荷，而减轻心脏的前负荷。减慢心率，并因肾血流量增加而使尿量增加。临床常用西地兰和地高辛静注。西地兰饱和量：2岁以下用量，0.03~0.04毫克/公斤体重；2岁以上用量，0.02~0.03毫克/公斤体重；首次给饱和量的1/2，剩余的分二次，间隔4~6小时静脉注射。如果需要维持治疗可以改为地高辛口服。地高辛饱和量：2岁以下用量，0.05~0.06毫克/公斤体重；2岁以上用量，0.03~0.05毫克/公斤体重，首次静注饱和量的1/2，剩余的分二次，每隔4~6小时给1次，如果需要维持用药，可于末次给药后12小时后口服地高辛维持量：新生儿8~10微克/公斤体重；婴幼儿10~15微克/公斤体重；学龄期儿童8~10微克/公斤体重，每日分2次口服。一般慢性充血性心力衰竭，直接口服维持量。用洋地黄类药物治疗时，应注意低钾血症及其药物的毒性反应。常见的毒性反应有恶心、呕吐、心律失常（以房室传导阻滞室性及房性早搏、严重的窦性心动过缓为多见）、嗜睡或昏迷质等，用药期间应监测血药浓度。例如地高辛治疗量有效的血清浓度为：婴儿2.8钠克/毫升，儿童1.3钠克/毫升。如果婴儿>3钠克/毫升，新生儿>4钠克/毫升，儿童>2钠克/毫升，为洋地黄中毒。一旦出现洋地黄药物的毒性反应，应立即停药，并给予利尿剂和补钾治疗。常用口服或静脉补钾：口服氯化钾，75~100毫克/公斤体重/日，分三次口服。严重低血钾症时给予0.3%的氯化钾溶液静脉缓慢滴注。用量：0.1~0.2/公斤体重。

（3）应用山茶酚胺类药物，如肾上腺素，多巴胺等。此类药物主要用于心源性休克。还可应用增强心肌收缩力的药物，如氨联吡啶酮和二联吡啶酮。应用血管扩张剂治疗经用强心剂和利尿剂治疗后仍不能纠正的心力衰竭，常用硝普钠和酚妥拉明。

(4) 用血管紧张素转换酶抑制剂。并且血管紧张素转换酶抑制剂可与地高辛利尿剂联合应用。常用卡托普利，口服用量：新生儿每次0.1毫克/公斤体重，每日2~3次，以后逐渐增加至1毫克/公斤体重/日。婴儿及学龄前儿、学龄期儿童均为0.5~5毫克/公斤体重/日，分3次服。依那普利：口服剂量为每日0.1毫克/公斤体重/日，分2次服逐渐增至0.5毫克/公斤体重/日。

(5) 用激素治疗：病毒性心肌炎早期不宜使用激素。常用氢化可的松或地塞米松静脉滴注。也可以强地松口服。

(6) 用营养心肌的药物：三磷酸腺苷20毫克/次。辅酶A50~100单位/次静注，辅酶1105~10毫克/次每日三次口服。

七、心肌炎的中医治疗方法有哪些

中医认为外邪热毒于血脉，心气被抑，气不行则血瘀滞，或因胎禀不足，心气体虚，外邪犯心，正气相搏而致阳虚气滞。疾病后期，邪祛正耗，阴阳气血平衡失调，可导致气血两虚或阴虚火旺。

1. 辨证治疗

(1) 痰热内扰

主要症状：心悸不宁，胸闷泛恶，烦躁惊哭舌质红，苔黄腻，脉细数。

治则：清热化痰，宁心和胃。

【方药】 黄连温胆汤加味

半夏10克、陈皮10克、株茯苓10克，甘草6克，枳壳6克，竹茹6克、黄连3克、黄芩10克、丹参15克。

加减：多啼善惊加钩藤（后下）10克，琥珀（冲）3克；睡眠不足加 远志6克，龙齿（先煎）15克。

（2）气血瘀滞

主要症状：心悸胸闷，唇甲青紫，胸前刺痛，烦躁不安，舌质红紫或有瘀点，脉涩或结代。

治则：活血化瘀、理气止痛。

【方药】 血府逐瘀汤加减

当归10克，川芎6克、赤芍10克，桃仁10克，红花6克，丹参15克，香附10克，柴胡6克，枳壳6克，旋复花（包煎）10克。

加减：发热不退，加大青叶15克，苦参10克，知母5克；胸痛加五灵脂10克，蒲黄10克；舌紫形寒，加桂枝6克，干姜6克。

（3）阳虚气滞

主要症状；心悸胸痛，面色苍白，自汗肢冷，舌旁边有齿痕，苔白润，脉沉迟结代。

治则：温阳通络，行气宽胸。

【方药】 瓜蒌薤白桂枝汤加味

瓜蒌皮10克，薤白头10克，桂枝6克，附子（先煎）6克，枳实6克，赤芍6克，干姜6克

加减：胸闷加郁金10克，旋复梗10克；胸痛加丹参15克，延胡索10克；挟有痰湿加半夏10克；菖蒲10克。

（4）气血两虚

主要症状：心悸怔仲，面色不华，气短乏力，头晕目眩，自汗盗汗，舌体胖嫩，舌少苔，脉细结代。

治则：益气养血，宁心安神

【方药】 归脾汤加减

黄芪15克，党参10克，白术10克，朱茯苓10克，龙眼肉10克，枣仁10克，远志6克，甘草6克，当归10克，大枣5枚。

加减；头晕目眩，加枸杞子10克；熟地10克；失眠，加夜交滕15克，五味子5克；汗多加龙骨（先煎）30克。牡蛎（先煎）30克，

(5) 阴虚火旺

主要症状：心悸烦躁，失眠盗汗，两颧潮红，咽干口苦，舌质红绛，苔少或花剥，脉细数或促代。

治则：滋阴清热，补心安神。

【方药】　天王补心丹加减

生地10克，麦冬10克，玄参10克，五味子6克，朱茯苓10克，丹参15克，柏子仁10克，知母10克，珍珠母（先煎）30克。

加减：早搏频繁加龙齿（先煎）15克，琥珀粉（吞服）3克；口干欲饮加天花粉10克、沙参15克；低热不退加地骨皮10克，白薇5克。

心源性休克时用参附汤回阳救逆。

方用红参10克、附子（先煎）10克，水煎内服。

2. 单方及验方治疗

【方1】　丹参30克，水煎服。适用于气血瘀滞，胸闷疼痛明显者。

【方2】　半夏15克，生姜20克，茯苓10克，水煎内服。主治心肌炎后期阴虚挟湿，痰多胸闷，心神不宁。

3. 中成药治疗

【方1】　复方丹参片，2片/次，每日三次。适用于胸闷、胸痛者，或者用复方丹参注射液4~8毫升/日，加入10%葡萄糖液250毫升中静滴。

【方2】　生脉饮，5~10毫升/次，每日三次口服。适用于气阴两虚，脉细、苔剥者。

【方3】　天王补心丹，3~6克/次，每日三次口服。适用于心肌炎后期，阴虚少寐者。

【方4】　黄芪注射液，5~10毫升/次，每日一次，加入10%葡萄糖液250毫升中静滴。黄芪有补气和抗病毒的作用，同时还有保护心肌的作用，可以改善心肌的微循环，清除氧自由基，减轻心肌细胞水肿。临床作为治疗病毒性心肌炎的常规用药，并且疗效较好。

【方5】　清开灵注射液，4~10毫升/次，每日一次，加入10%葡萄糖液中（100~200毫升）中静滴。清开灵既有清热解毒，消炎降温的作用，又有抗病毒的作用。

【方6】　苦参丸，早晚各一次，每次半丸至1丸。可以治疗各种原因引起的心律失常。

4. 针灸治疗

主穴：神门，内关，心俞（斜刺）。
配穴：阴郗，巨阙。
用平补平泻手法，留针20分钟。

5. 推拿疗法

用拇指推心俞，内关及神门。

八、婴幼儿患心肌炎后怎样进行饮食调理

（1）给予易消化食物，给予营养丰富的食物，给予高热量及高蛋白饮食。要少食多餐，不易过饱。给予含维生素多的食

物，尤其是多吃含维生素C多的食物，如西红柿等。可以适当补充各种维生素。

(2) 饮食宜清淡，不易过于油腻或者过咸，无心力衰竭时不需要控制水及钠盐的摄入。但有心力衰竭时一定要限制每日水及钠盐的摄入量。

(3) 忌食辛辣等刺激性食物，忌食酸性食物，忌食浓茶和咖啡。

(4) 多吃纤维素多的食物，防止大便干燥。用利尿剂时应多吃含钾高的食物。

九、婴幼儿患心肌炎后怎样进行家庭护理

(1) 室内要清洁、安静、空气新鲜，阳光充足。注意患儿心理护理，卧床休息。注意防止褥疮。保证充足的睡眠，要细心喂养。

(2) 要注意与呼吸道感染的病人进行隔离。避免一切不必要的刺激。气喘不能平卧者应采取半卧位。有呼吸困难者要给予氧气吸入。痰多者要吸痰，保持呼吸道通畅。

(3) 注意观察患儿精神及面色，观察呼吸脉搏和体温。有发热者给予解热镇痛药。可用泰诺和阿斯匹林。有烦躁不安者给安定和苯巴比妥钠。

(4) 有心力衰竭者，给予洋地黄，常用西地兰和地高辛治疗时要加强护理。因洋地黄的治疗量和中毒相近，临床会出现不同程度的毒性反应。因此患儿用药期，家长必须严密观察，做到以下几点：

(1) 严格按时及按用量准确给药。

(2) 口服要先将药片磨成粉末，均分包后再喂给病儿，最

好饭前服，避免服药后呕吐，无法掌握药物被吸收的量。

(3) 观察服药前后的脉搏变化。如年长儿脉搏每分钟低于60次，婴儿低于80次/分，应停药。

(4) 注意观察洋地黄治疗后的有效指标：心率减慢，气促改善，肝脏缩小，尿量增加，患儿安静，情绪好转。

(5) 洋地黄药物与利尿剂同时应用时，容易发生低血钾。应注意观察患儿有无精神萎靡，四肢无力，腹胀、呼吸变浅，脉搏不整等现象。

(6) 注意洋地黄药物的毒性反应，如胃肠道症状、恶心、呕吐。神经系统症状：嗜睡、昏迷、视力模糊及心律失常等。

(7) 输液时速度要慢，防止发生肺水肿。

(8) 有水肿及心力衰竭者应控制水及钠盐的摄入，记录24小时出入量。

(9) 观察有无面色苍白、四肢发冷、多汗、脉弱等心源性休克的症状。

(10) 防止大便干燥，如两日无大便排出应给予开塞露通便。

十、怎样预防婴幼儿患心肌炎

(1) 积极治疗各种感染。细菌感染时应及早应用有效的抗生素控制感染。病毒感染早期可用干扰素治疗。

(2) 预防各种传染病及上呼吸道感染。各种呼吸道疾病流行季节，尽量不带小儿到公共场所去。家庭成员中有患上呼吸道感染者应相对进行隔离。

(3) 避免小儿与各种有毒化学物质接触。

(4) 有病毒感染时早用抗病毒药物。并且注意休息及饮食，多饮水。

(5) 随天气冷热变化及时增减衣服。避免受凉。

(6) 多做户外活动，增强小儿机体抵抗力。

(7) 积极进行各种预防接种，减少传染病的发生率。

心律失常

一、什么叫心律失常

正常的心脏冲动起源于窦房结，通过心脏传导系统，兴奋按一定的频率、顺序和速度播散，使心脏进行收缩和舒张活动，称为窦性心律。凡是心搏速度和节律发生异常者均称为心律失常。它的病因广，种类繁多，有时情况紧急，也是儿科常见急症。心律失常的正确诊断与处理，往往能使之得到纠正。如果诊断错误或处理不当，不仅会延误病情，甚至可以造成病儿死亡。

二、心律失常的病理是什么

要了解心律失常的病因及病理改变，首先要了解心肌细胞的电生理性能、小儿心脏传导系统特点及神经体液因素对心肌生理功能的影响，并且了解心律失常的诱发原因。

1. 心律失常的病因

心律失常多发于各种心脏器官。如先天性心脏病，先天性心脏病中又以三尖瓣下移畸形最常见并发各种心律失常，常见的有阵发性室上性心动过速、房性早搏、心房扑动。大血管易位则易发生完全性房室传导阻滞。房间隔缺损易发生第一度房室传导阻滞和完全性右速支传导阻滞。单纯的心脏传导系统发育畸形更直接引起心律失常，如先天性完全性房室传导阻滞、风湿性心肌炎等。风湿性心瓣膜病、心肌炎，Q-T间期延长综合征及二尖瓣脱垂都可并发心律失常。另外还有许多心脏以外的因素，同样可以引起心律失常。常见的有电解质紊乱、药物中毒、内分泌及代谢性疾病、植物神经功能失调及情绪过度激动。电解质紊乱中以低钾血症、高钾血症和低镁血症易出现心律失常。药物引起的心律失常多见于洋地黄类制剂中毒。还有抗心律失常药物过量也可导致心律失常、颅内出血，心导管检查、心脏手术过程中损伤了心脏传导系统的神经纤维以及麻醉过程中均可出现心律失常。新生儿及婴儿早期心律失常多与母亲妊娠期疾病、药物作用和分娩时合并症有关，并且常有呼吸道感染的诱因。新生儿常发生房室传导阻滞，而婴儿则易发生阵发性室上性心动过速。

小儿心律失常有时找不到肯定的诱因，尤其是室性早搏往往无诱因。随着心脏传导系统的发育成熟，新生儿及婴儿早期的过早搏动和阵发性室上心动过速可随年龄增长而自愈。

2. 心律失常的病理改变

（1）小儿心脏传导系统特点：初生时心脏的传导系统尚未发育成熟，生理功能不完善，因此易发生心律失常，如阵发性室上性心动过速等。随着年龄增长，心脏传导系统随之日趋完善而自行消失。因此新生儿期窦性心律极不稳定，婴儿期由于有旁路传导的影响及折返激动的存在，易发生阵发性室性心动过速。初生时房室结区及房室束较大，生后胎盘循环终止，左室压力随之升高，促使左侧房室发生退行性变和再吸收，此过程大约2岁左右才能结束，逐渐演变成成人型。在此演变过程中，房室结区自律性增高，传导功能不一致，易发生心律失常。另外，胚胎发育过程中，造成房室结区及房室束不相互连接，导致先天性房室传导阻滞。

（2）心肌细胞正常的电生理性能发生改变。心肌具有两种组织结构：一种是普通的心肌细胞具有收缩功能，另一种是特殊分化的心肌细胞称心脏传导系统，包括窦房结、结间束、房室结区、房室束、左、右束支及浦肯野氏纤维。心脏传导系统具有产生心脏冲动的功能，即自律性。心脏细胞的这种自律性来源于心脏传导系统的起搏细胞，其产生自发的除极过程。正常情况下，窦房结产生的冲动的频率最高，控制整个心脏活动，为心脏的起搏点，形成窦性心律。普通的心肌细胞在生理情况下无自律性，但在病理情况下，也可产生冲动，使心肌细胞的自律性发生改变。而发生心律失常，为窦房结起搏功能发生障碍时，通常是下一级的传导系统，房室结代替窦房结作为心脏的起搏点，以维持心脏收缩和舒张，形成逸搏心律。如果窦房结以外的起搏点的自律性高，超过了窦房结而控制部分或整个心脏活动，即形成过早搏动（又称期前收缩）或异位心动过速。当心肌细胞受到一定强度的刺激后表现为电活动和应激性收缩为心肌细胞的应激性，其应激性会发生一系列的变化。就是在一次激动之后，对接踵而来的刺激不产生反应，此期称为不应期。心脏不同部位的不应期长短不一，房室结最长，心室肌次之，心房最短，右束支较左束支长。正常情况下，心室肌的不应期大致相当于心电图中的Q-T间期，T波之前为绝对不应期，其后为相对不应期。不应期的长短与心率有关，心率愈快，不应期愈长，心率愈慢，不应期愈短。在病理情况下，于心室相对不应期开始之后，大约相当于T波顶峰，其应激性可异常增强。较弱刺激可以导致较强的反应，称为易损期。如室性早搏发生在T波顶峰，易引起室性心动过速。心肌的传导性和应激性密切关联，在心肌的绝对不应期中传导中断，在相对不应期传导速度明显减慢，这种生理现象称为干扰。不应期异常延长，则发生传导阻滞。某一部位心肌的传导性不一致可发生单向传导阻滞，形成折返激动。无论心肌的自律性，还是应激性和传导性的改变，均可导致心律失常。

（3）神经体液因素对心肌生理功能的影响：心脏的神经调节主要是靠迷走神经和交感神经。迷走神经兴奋对心脏的作用：①抑制窦房结的自律性，使其冲动产生减慢甚至暂停，对房室结的抑制作用较轻。②延长房室结区的不应期，缩短心房的不应期。③使房室结区的传导减慢，心房传导加快。因此迷走神经张力高时，心率减慢。如新生儿期迷走神经作用强，吸吮动作，咳嗽等均可兴奋迷走神经，使心率减慢。交感神经的作用则相反：①提高窦房结的自律性，使其发放冲动的频率增加。②对房室结区及束支的自律性也有加强作用。③使心肌的不应期缩短，因此交感神经兴奋时心率加快。

（4）心律失常的病因分类

①冲动起源失常：可分为窦性心律失常及异位心律。窦性心律失常的有窦性心动过速、窦性心动过缓、窦性心律不齐、游走心律及窦性静止。异位心律是指冲动发自窦房结以外的异位起搏点。如窦房结自律性降低或冲动传导受阻，次级起搏点发生冲动防止心脏停搏，称为异位心律，发生1~2次冲动者为逸搏，3次以上为逸搏心律。如果次级起搏点的自律性增高称为主动性异位心律，发生1~2次者为过早搏动，连续发生3次以上称心动过速，其频率快而有规则者为扑动，频率更快而无规律者称为颤动。异位心律可又根据起搏点的不同分为房性、结节及室性。

②冲动传导失常：由于生理的不应期引起的传导失常称干扰，最常发生在房室结区，如果连续多次冲动都在房室结区干扰，称为干扰性房室分离。其病理传导若发生在窦房与心房之间，称为窦房传导阻滞。发生在心房内为房内传导阻滞。发生在房室结区为房室传导阻滞，发生在心室内，则为束支传导阻滞。当冲动的传导不循正常传导途径而通过房室区的其他旁路传导时，称预激综合征。

小儿心律失常中以窦性心律失常最常见，其次是异位心律，第三是传导阻滞。

三、心律失常有哪些临床表现

(1) 阵发性室上性心动过速是儿科常见的心律失常，常并发心力衰竭或心源性休克而死亡，为儿科急症。其临床表现有突发突止的特点，婴儿多见，新生儿也可发病。发作时心律加快，婴儿200~300次/分，儿童180次/分以上。一次发作数分钟至数日，一般只持续数小时，不超过2日。发作持续12~24小时的患儿易并发心力衰竭。发作时婴儿拒食、呕吐、呼吸急促、烦躁、多汗，面色苍白，四肢发凉、口唇紫绀。年长儿自诉心慌、心前区不适或心绞痛、头晕等。严重者发生心源性休克和心力衰竭。症状的轻重、发作时间的长短和心率增快程度，均与有无器质性心脏病有关。一旦发作终止，患儿安然如常。本病易复发，尤其多见于有预激综合征的患儿。发生急性心力衰竭时呼吸困难，心脏扩大、肝大、肺部有哮鸣音。也可有发热、白细胞增多、易误诊为肺炎。

心电图检查特点：

①R–R间隔绝对匀齐。心率婴儿200~300次/分，儿童180次/

分以上。

②P波与QRS波重叠，不易分辨。可见逆行P波（Ⅱ、Ⅲ、aVF导联倒置，aVR直立）。

③QRS波形态正常，伴有室内差异性传导时QRS波增宽，呈右束支阻滞型；有旁路折返时呈预激综合征图形。

④ST段下移，T波倒置，持续2周。

⑤偶有Ⅱ度房室传导阻滞。

（2）阵发性室性心动过速：阵发性室性心动过速（又称室速）是一种严重的心律失常，可发展为室颤，引起猝死。其临床表现也有突发突止的特点，并且与原来有无器质性心脏病、心率增快程度和持续时间长短有关。患儿自诉心悸、胸闷、头晕、心前区不适，严重者出现心力衰竭、心源性休克或发展为室颤，因脑缺氧出现晕厥、昏迷甚至惊厥，称为阿-斯综合症，导致猝死。每次发作持续数秒钟至数分钟，甚至数小时。发作时心率150~250次/分，心律不齐、心音强弱不一。特发性室性心动过速症状较轻，很少有猝死。

心电图特点：

①连续三次以上期前的QRS波，时间增宽，形态异常。R R间隔略有不齐。

②心率150~250次/分，心房率较心室率缓慢。

③P波与QRS波无固定关系，可呈干扰性房室脱节。

3. 完全性房室传导阻滞

所有的心脏冲动都不能从心房通过房室结区到达心室者，称为完全性房室传导阻滞。又称为三度房室传导阻滞。三度房室传导阻滞又分为先天性及后天性两种。

（1）先天性完全性房室传导阻滞：较多见，胎儿时期往往因胎儿心动过缓，误认为宫内窒息而行剖腹产。可产生宫内死胎或出生时全身浮肿，肝脏肿大，心力衰竭。常见于大血管转位及原发孔型房间隔缺损，或其他先天性心脏病，也可因单纯的传导系统发育畸形所致。母亲患全身性红斑狼疮，其新生儿可能出现完全性房室传导阻滞。其临床病状为心律慢而有规律，婴儿心率60~75次/分，60次/分以下者多有嗜睡、拒乳、无力、气短、眩晕。当心率骤然显著减慢或心室停搏时，因脑缺氧而引起昏厥、抽搐及潮氏呼吸等，称为阿–斯综合征，甚至发生心力衰竭。有先天性心脏病的患儿，多于婴儿期死亡或者发生猝死。心脏检查有代偿性增大，并且于胸骨左缘和心尖区可听到Ⅱ~Ⅲ级收缩期杂音，第一心音强弱不一。如果心房和心室同时收缩，则第一心音明显增强如“大炮音”，并可有收缩压升高，脉压差增大，并且出现末梢血管征。

(2) 后天性完全性房室传导阻滞：多发生于心脏手术、风湿性心脏病、病毒性心肌炎或急性传染病的患儿。有器质性心脏病的病儿出现完全性房室传导阻滞，其预后不佳。药物中毒，如洋地黄类药物和锑剂中毒也能引起完全性房室传导阻滞。电解质紊乱如低电压同样能引起房室传导阻滞。临床表现除了有以上先天性房室传导阻滞的症状和体征，还有原发病的临床表现。

(3) 完全性房室传导阻滞的心电图特点：

①心率减慢，婴儿<80次/分，儿童<60次/分，运动后有轻度加快。

②P波与QRS波无关，心房率较心室率快。

③P–R间期基本规则，QRS波正常或增宽。

④可伴有Q–T间期延长。

4. 病态窦房结综合征

病态窦房结综合征是由于窦房结、心房和房室结区的器质性病变，使其起搏频率降低或发生传导阻滞。窦房结失去了心房起搏的作用，因而产生各种心律失常，并且伴有心、脑、肾供血不足的临床表现，称为病态窦房结综合征。严重者可发生阿–斯氏综合征或猝死。临床起病缓慢，病程较长，短者数月至1~2年，长者可达10年以上。以持久性的心动过缓为主要特点。由于心动过缓，使各脏器供血不足，出现疲乏、头晕、胸闷、心悸、记忆力减退、食欲不振、昏厥或猝死。部分病儿可因窦房结功能低下而产生室上性快速心律失常，引起心源性休克或心力衰竭。有时出现栓塞现象。

病态窦房结综合征的心电图特点：

①以缓慢心率为主，常见窦性心动过缓、长短不等的窦性静止，二度Ⅰ型或Ⅱ型窦房阻滞。

②在缓慢心律的基础上发生结性逸搏、结性心律、房室分离。因房室结区常受累故出现结性逸搏延迟。可达1.2秒以上。

③此类心动过缓在短期内可转变为快速性异位心律，如室上性心动过速、心房扑动、心房颤动等，这种改变称快–慢综合征。

④出现房性或室性早搏，以房性早搏多见。少数病儿可同时伴有房室传导阻滞。如有P波变低平或双峰状，时间增宽，提示有房室传导阻滞。

⑤过早搏动（又称期前收缩，或期外收缩，简称早搏）过早搏动是小儿最常见的心律失常，占各种心率失常总发病率的37%，按其起搏点的部位，可分为房性、房室结区性（又称结性）及室性三种，其中以室性最多见，房性次之，结性少见。多数病人无明显症状，年龄较大的儿童自诉心悸、心前区不适、心跳不规则，胸部有撞击感，心脏突然下沉或停顿感。心脏听诊发现两次距离很近的心搏之后有较长的间歇，与脉搏间歇一致。早搏的第一心音增强。

第二心音减弱。

早搏常见于健康小儿或无器质性心脏病患儿，由于过度疲劳，精神紧张、胃肠道疾病，植物神经功能紊乱等引起。但有的可找不到原因。心脏病患儿更易发生早搏，如风湿性心脏病、心肌炎、先天性心脏病和心力衰竭等。心脏病患儿一旦出现早搏，则症状加重，提示心功能恶化，并且运动后早搏增多，而健康儿童发生早搏则于运动后心率加快而早搏消失。还有药物中毒及心导管检查、心脏手术后麻醉过程中均可出现早搏。室性早搏在健康儿童较为常见。早搏的诊断、判断器质性早搏还是功能性早搏主要靠心电图检查。

过早搏动的心电图特点：

（1）房性早搏

①期前出现的房性异位P波，其形态与窦性P波不同，但方向一致。

②P-R间期>0.10秒，或有干扰性P-R间期延长。

③一般QRS波正常。如发生差异性传导，则QRS波形态有变异；如异位P波发生过早，房室交界区尚处于绝对不应期，则P波后无QRS波。称为阻滞性房性早搏。

早搏后的代偿间歇往往不完全。

（2）交界性早搏。

①期前出现的QRS波，形态与正常窦性基本相同。

②在早搏的QRS波前后有逆行P波（Ⅰ、Ⅱ、αVF导联P波倒置，αVR导联直立）。出现在QRS波之前P-R间期<0.20秒。P波可与QRS波重叠，辨认不清。

③代偿间歇往往不完全。

（3）室性早搏

①提前出现的QPS波，其前无P波。

②提前出现的QPS波增宽（年长儿>0.12秒，婴儿>0.10秒），

形态异常，其后的T波与主波方向相反。

③代偿间歇为完全性。

④在同一导联出现形态不一，配对时间不等的室性早搏，称为多源性完全早搏。如果每间隔一个窦性搏动之后出现一个早搏称为二联律，每隔2个窦性搏动后出现一个早搏为三联律。

⑤有ST-T波改变为心肌损伤型。

⑥早搏每分钟内出现5次以上为频发，5次以下为偶发。成对或连续3个室性早搏多见于严重心脏病患儿。

6. 心房颤动（简称房颤）

心房颤动是室上性心律失常中最严重的一种类型。多见于严重的风湿性心脏病、先天性心脏病和病毒性心肌炎，或者见于洋地黄中毒。其临床表现为患儿自述心悸、气短、胸闷、头晕。体格检查发现心律不齐，心音强弱不等，脉搏短绌。原有心脏杂音可减弱或消失。心室率快时易导致心力衰竭。

心电图特点：

①P波消失，代之以F波，波频率为350~600次/分。

②心室率极不规则，100~150/分。

7. 心房扑动

心房扑动是一种较心动过速更为快的房性异位心律。一般发生于有器质性心脏病的患儿，如风湿性心脏炎，纠正性大血管转位，完全性静脉畸形回流等。这种心律失常易发生于心房明显增大与心力衰竭的病儿。健康儿偶可发生心房扑动，尤其是1岁以内的患儿和新生儿、以至胎儿。临床表现与心室率快慢有关。如房室比率为2∶1或3∶1时，临床可无症状。如果心室率明显加快时则感心悸、头晕、并可引起心力衰竭。发生心力衰竭时呼吸困难，心脏扩大，肝大，肺部出现哮鸣音等。

心电图特点：

①P波消失，代之以锯齿状的F波。

②P波的频率为300~400次/分。

③在F波之间无等位电位,可有不同程度的房室传导阻滞存在。

④QRS波正常。

8. 预激综合征

预激综合征是心房与心室间存在附加传导，使部分心室提前激动，可为暂时性、持久性或间歇性发作。其附加传导系有：（1）房室副束即肯氏束位于房室沟的左或右侧，连接心房与心室，预激综合征多由此束引起。（2）房束副束即詹氏束：绕过房室结区的上部及中部而与房室束相连。（3）束室副束又称马氏束：连接房室结与室间隔。正常心脏冲动的传导从心房下传到心室要通过房室结区。当心房与心室之间存在附加传导束时，冲动从心房下传到心室，同时能通过房室间的附加传导束和房室结区两条途径，因异常的房室传导束越过了房室结区，故冲动提前到达心室，使一部分心脏预先应激、因此P-R间期缩短。这些异常的房室传导束是由普通的心脏细胞组成，传导速度慢，只能使一部分心肌除极，故QRS波起始部分畸形而粗钝，形成预激波。

多数预激综合征患儿无器质性心脏病，少数见于三尖瓣下移畸形、纠正型大血管易位畸形、三尖瓣闭锁、右位心，心内膜弹力纤维增生症、心肌炎及原发性心肌病。少数有家族史。临床无自觉症状，做心电图检查时才能被发现。预激综合征只作为一个心电图诊断。无心电图检查者此征则不能成立。新生儿预激综合征多为暂时性，1岁以后可自行消失。大约有一半以上的患儿并发阵发性室上性心动过速并且反复发作，尤其是1岁以内发病者更易复发。无器质性心脏病患儿，一般预后良好，偶有发生心房颤动而死亡。如果有器质性心脏病患儿预后差。

心电图特点：

①P-R间期缩短，婴幼儿0.08秒以内年长儿0.10秒以内。

②QPS波增宽，婴幼儿在0.08秒以上，年长儿在0.10秒以上。

③QRS波起始部分粗顿、挫折、形成预激波。

④P-T时间正常、婴儿。

⑤根据预激图形分三型：A型，预激的心肌为左室的底部，预激波和QPS主波在V1、V2和V5、V6均向上。B型，右室外侧壁预激，预激波和QRS主波在V1、V2导联向下，而V5、V6导联向上，电轴左偏。C型，左室壁预激，预激波及QRS波在V1、V2导联向上，而V5、V6导联向下。A型多见于新生儿，V型多见于器质性心脏病。

⑥变异型预激综合征可仅有P-R间期缩短，而QRS波正常，由房室副束引起，或仅有QRS波增宽，并有预激波，而P-R间期正常。

9. 窦性心动过速

窦性心动过速是机体一种正常的代偿性反应。在发热、哭闹、剧烈运动或情绪紧张时，也可发生在某些疾病，如先天性心脏病、风湿性心脏病、心肌炎、心力衰竭、甲状腺功能亢进和慢性消耗性疾病过程中，应用肾上腺素和阿托品时也可发生。小儿年龄越小，心率越快。婴儿每分钟心率在140次以上，1~6岁每分钟120次以上，6岁以上每分钟100次，可以断定为窦性心动过速，但应与阵发性心动过速相鉴别。其临床表现特点，单纯性窦性心动过速有诱发因素，当诱发因素消除后窦性心动过速自行缓解。若因某些疾病引起的，可发生在睡眠，并有原发病的临床表现。若为药物引起的，则有明确的用药史。

心电图特点：

①窦性心动过速的频率是逐渐增快的，P–P间隔不匀齐。

②心率在200/分以上，可出现T波与P波重叠或融合，刺激迷走神经、压迫颈动脉窦可使心率减慢。

10. 窦性心动过缓

婴儿心率每分钟在100次以下，1~6岁每分钟80次以下，6岁以上每分钟60次下，则诊断为窦性心动过缓。窦性心动过缓可见于健康小儿和运动员，主要为迷走神经张力增高引起。也可见于各种疾病，如颅内压增高的疾病，脑出血，脑肿瘤、结核性脑膜炎等。洋地黄类药物和利血平也可引起窦性心率过缓。持久性心动过缓常为病态窦房结综合征早期症状。由于心率慢，可引起头晕、疲乏、胸闷、心悸等脑部供血不足和各脏器供血不足的症状。

11. 心脏–耳聋综合证

病因尚不明解，可能与常染色体遗传有关，伴有先天性聋者为隐性遗传；无耳聋的为显性遗传。目前认为主要与交感神经功能不全有关。如果情绪兴奋和体力活动（均属交感神经兴奋性增强）时可诱发症状。心脏右侧的交感神经张力低于左侧。病理研究发现窦房结、房室结、希氏束及心室肌肉均有局灶性神经炎和神经变性，因而影响了心室复极。临床表现特点为心电图Q–T间期延长、晕厥发作及耳聋或无耳聋。短暂的晕厥发作为主要症状，常因情绪激动、生气、过度疲劳诱发。发作前有胸闷、心悸、嗅觉或肢体感觉异常等先兆，继之眩晕、晕厥，持续数秒或数分钟。可有面色苍白、出汗、发绀、全身抽搐、大小便失禁，甚至猝死。发作后可有短暂的定向力障碍。还可有恶心、呕吐、头痛、全身不适、疲倦或嗜睡，易被误认为癫痫癔症。轻度发作可无意识丧失，仅有短暂的心悸、视力模糊、胸部发胀或眩晕。发作次数不定，可一日内发作数次，也可一年内发作数次。还有的一生只发1~2次。初次发病年龄大小不一，婴儿期可发作，至青春期后亦可发作。随年龄增长，发作次数逐渐减少。

心电图特点：

①Q-T间期延长。

②T波增宽、有切迹、高尖、双相或倒置。多与U波融合。

③短时间内Q-T间期和T波变化大。

④常伴有心动过缓。

⑤晕厥时可见到频发性室性早搏，室性心动过速，心室颤动，偶发心脏停搏。

⑥运动后Q-T间期更长，T波大小交替。

四、心律失常的化验检查有哪些异常

（1）血常规：由于上呼吸道感染引起的心律失常，末梢血中白细胞增高，分类中性粒细胞增高，由于先天性心脏病引起的心律失常，因患儿缺氧，有代偿性的红细胞和血红蛋白增高。而贫血引起的则红细胞和血红蛋白降低。

（2）电解质紊乱引起的心律失常：血钾降低，正常值3.6~5.5mmol/L，血镁降低正常值0.6~0.8mmol/L。

（3）甲状腺功能亢进引起的心律失常，T3和T4放免测定值均增高。正常值：$T_3$14.~3.4nmol/L，$T_4$73~154.nmol/L。

（4）心电图运动试验：运动可诱发安静时未能出现的心律失常，或使安静时的心律失常加重。一般用亚极量运动试验，运动后心率增快达170次/分。此试验常用于以下心律失常的诊断：①检查窦房结功能：病态窦房综合征患者即使安静时心率不慢，但运动后心率也不能增加到正常水平。②评估完全性房室传导阻滞的部位：完全性房室传导阻滞患者运动后心室率提高低于10次/分，则提高部位在房室束以下；如运动后诱发室性早搏，则为发生晕厥的先兆，需用起搏器治疗。③评价室性早搏的性质：心脏正常情况下，安静时出现频发、单源性室性早搏，运动后随心率增快而消失，运动停止后又立即出现，并可较运动前增多为良性早搏。无需用抗心律失常药物治疗。如果运动后，随心率加快，早搏出现更频繁，或者呈多形性为病理性早搏，应及早治疗。④Q–T间期延长综合征：安静时Q–T间期正常的患者，运动后可致Q–T间期明显延长，并有T波畸形。运动试验有时可诱发室性心动过速，引起晕厥，应格外加以注意。

（5）24小时动态心电图监测：又称Holter监测。是一种在正常生活活动下连续24~72小时记录心电图的方法，可提高心率失常的检出率。目前已广泛用于心律失常的诊断和观察应用抗心律失常药物的治疗效果。患儿有心悸、头晕、晕厥等临床症状，而常规心电图未发现心律失常者，如果用动态心电图监测24小时，可能检出频发早搏，阵发性心动过速。间歇出现的传导阻滞性心律失常。还可以发现无症状的心律失常，并且能观察自觉症状与心律失常的关系；以及心律失常是否因活动而诱发或于安静中出现。动态心电图还可以确定异常心律出现的次数；各种早搏的总数及占24小时内全部心搏的百分比；出现阵发性心动过速的次数；以及每次持续的心搏数。儿科常用于以下情况：①预防先天性心脏病术后心律失常所致的猝死。用动态心电图监测，一旦出现病态窦房结综合征，及时应用起搏器治疗可预防术后的猝死。②诊断病态窦房结综合征。通过动态心电图可以证实存在严重的窦性心动过缓或室上性心动过速。从而避免窦房结功能检查。③评价抗心律失常药物的疗效。室性早搏变性大，常规心电图往往不能反映真实情况。通过24小时动态心电图监测，服药后室性早搏较服药前减少50%以上为有效，达90%以上为显效。此外可以指导合理用药时间，剂量等。④寻找晕厥原因，有不明原因的晕厥，应做动态心电图监测，可以发现有阵发性心动过缓或阵发性心动过速。检出率占10~25%。⑤检查心脏起搏器的故障。起搏器发生间歇性功能障碍时，只有用动态心电图监测才能被发现。

（6）经食道心房调搏检查：食道下端贴近左心房，故又为间接左心房调搏。主要应用于以下情况：①检查窦房结功能；可测定窦房结恢复时间及窦房传导时间，正常值：窦房结恢复时间为91.3±13.97MS，校正窦房结恢复时间为247.5±51.3MS，窦房传导时间为102.5±18.6MS。②评价传导功能：可测定文氏阻滞点，2∶1阻滞点，房室功能不应期和有效不应期。③研究室上性心动过速的折返机理：经食道心房调搏时可诱发窦房结、房内、房室交界及房室旁路折返性室上性心动过速。同时描记食道心电图及V_1导联心电图可分辨P波形态，心房激动顺序，测定RP∶PR间期及房室传导曲线，以明确室上性心动过速的不同折返机理，并选择有效的药物治疗。④可确诊隐性刺激综合征：检测出房室旁道，测定旁道不应期，发现高危患儿。儿童旁道不应期<220MS者房颤发生率高，容易导致室颤，为高危患者。⑤应用食道心房调搏超速抑制方法能终止室上性心动过速发作。⑥用以研究抗心律失常药物的电生理作用，并观察其药物疗效。

（7）阿托品试验：用阿托品注射液0.02毫克/公斤，用生理盐水2毫升稀释后迅速静脉注射，于注射前和注射后即刻，分别于1、3、5、7、10、15、20分钟各做一次心电图，如果出现下列情况则为阳性，说明窦房结功能不全。①心率增快未达到90次/分。②出现窦房阻滞或房室传导阻滞。③出现室上或室性快速心率。

(8) 压迫眼球和按压单侧颈动脉窦：按压1分钟后能恢复原来正常节律和心律。如无效或心率更快，多表示有心脏器质性病变，主要作用是兴奋迷走神经，使心律减慢，但此方法不足之处为按压太轻，起不到作用，按压过重，又容易导致心脏骤停，故不宜轻易使用。

五、心律失常需与哪些病相鉴别

因心律失常是并发在许多疾病的基础上，或者单独存在。而且心律失常的种类很多，因此鉴别诊断时不仅要和一些疾病鉴别，还要互相之间进行鉴别。

1. 期前收缩与窦性心律不齐鉴别

窦性心律不齐时，心率在吸气时加快而在呼气时减慢，是小儿时期常见的生理现象。多见于早产儿和新生儿。此现象多出现在心动过缓时，在发热、运动后或服阿托品之后，就会消失。游走心律也是小儿时期常见的生理现象。其特点为窦房结起搏点在窦房结内或窦房结与房室结之间游走不定，P波形态及P-R间期呈周期性改变，常伴有窦性心律不齐。以上两种情况均属于正常生理现象，无需治疗。

2. 阵发性室上性心动过速与慢性室上性心动过速鉴别

阵发性心动过速有突发突止的特点。发作时有明显的临床症状，而缓解后安然如常，严重者发生心源性休克和心力衰竭。用快速抗心律失常药物效果好。而慢性室上性心动过速往往病因不明，有持续或反复发作。心率较阵发性室上性心动过速相对较慢，一般在120~180次/分之间，快慢不匀齐，睡眠时减弱，活动时增快，可无临床症状或仅有心悸、胸闷、能参加一般活动。预后较好。仅有少数病人发生晕厥或心力衰竭。心电图改变仅见异位P波，有时可有Ⅰ、Ⅱ度房室传导阻滞，用抗心律失常药物效果差。

3. 阵发性室性心动过速与阵发性室上性心动过速鉴别

室上性心动过速心率更快，心音增强，心律绝对均匀，P-T波融合难辨，QRS波形态正常。刺激迷走神经可终止发作，而室性心动过速则无效。而且心电图改变也不同。

4. 窦性心动过速与阵发性心动过速鉴别

窦性心动过速是正常的代偿性反应，当病因解除后可自行缓解。当心电图出现T或P波重叠时或融合时，须与阵发性心动过速鉴别。窦性心动过速的频率为逐渐增快的P-P间隔略有不匀齐，刺激迷走神经、压迫颈动脉窦可使心率稍减慢，而阵发性房性心动过速有突发突止的特点。P-P间隔十分均齐，压迫颈动脉窦则终止发作或无效。如果在发作过程中，能见到房性早搏，其形态与窦性P波不同。

5. 有晕厥者须与癫痫鉴别

由于心律失常影响了心脏排血量，出现了脑供血不足而引起的晕厥，是一过性意识障碍。晕厥开始时可有不安、面色苍白、出汗、视物模糊等，偶有肢体强直或抽动，持续数分钟或胸膝体位后很快恢复。而癫痫常为全身抽动时伴有意识丧失，抽动缓解后进入嗜睡状态。

6. 发生心力衰竭时应与肺炎鉴别

心律失常并发心力衰竭时可以有咳嗽，双肺有湿罗音，但以双肺底为著。咯痰粉红色泡沫状。而患肺炎的小儿则先有上呼吸道感染症状，发热、咳嗽、然后出现肺部湿罗音，罗音位置不固定X线检查可见斑片状阴影。

六、心律失常的西医治疗方法有哪些

1. 一般治疗

保证患儿休息，防止躁动，必要时采取半卧位，给予吸氧。婴儿吸吮费力者应小量多次喂乳。给予营养丰富易消化的食物。

2. 病因治疗

对心律失常的患儿要仔细寻找病因。心律失常为心脏病的常见症状，但也可由于一些心脏以外的因素所引起，如洋地黄中毒、感冒、感染等，单纯治疗原发病，如低血钾引起的心律紊乱，补钾后即能纠正。风湿热发生早搏或房室传导阻滞，经抗风湿治疗后，心律失常可随风湿热的控制而消除。有些心律失常在临床上找不到明确诱因，心脏检查正常，此类心律失常预后较好，一般不需要用抗心律失常药物，定期随防，在病情有变化时再用抗心律失常药物。另外，新生儿及婴儿期心脏传导系统尚未完善，易出现早搏和室上性心动过速，往往可以自愈，不必治疗。

3. 抗心律失常药物的用药原则

（1）了解抗心律失常药物的药理作用、用法、剂量、药效出现时间、维持时间、适应征及副作用，才能合理用药。

（2）抗心律失常药物的分类：因抗心律失常药物均能抑制

心肌的自律性，对传导性和应激性的影响程度不同，主要用于快速性心率失常。目前根据药物对心肌细胞动作电位的作用分为四类：

①I类为钠通道阻滞剂：此类药物主要是降低细胞膜对钠离子的通透性，从而影响心肌细胞的动作电位，达到减慢传导、延长有效不应期、抑制异位起搏点自律性的效果，并能终止折返现象。按对O相除极与复极过程抑制程度分三组：IA、IB、IC组。

IA组：对O相抑制及减慢传导的作用为中度，并使复极延长，这一类药物主要有奎尼丁、普鲁卡因酰胺、双异丙吡啶。

IB组：对O相抑制作用弱，并能缩短复极，如利多卡因。

IC组：对O相抑制及减慢传导作用均强，对复极影响甚微，如心律平。

②Ⅱ类为β受体阻滞剂：这类药物抑制心肌细胞对肾上腺素激动剂的应用作用，高浓度也有抑制钠通道作用，从而减慢4相上升速度，抑制心肌细胞自律性，并有减慢传导及延长不应期的作用，使折返现象中断。对窦房结及房室结区的作用较明显。

③延长心肌细胞动作电位的药物为Ⅲ类药物：Ⅲ类药物使心房、心室、房室交界区、希-浦系统及房室旁路的有效不应期延长，有很强的阻断折返作用。对室上性和室性快速心律有效，如乙胺碘呋酮等。

④钙通道阻滞剂为Ⅳ类抗心律失常：其中以异搏定为代表，降低窦房结、房室交界区动作电位4相坡度，抑制其自主节律，减慢传导速度，延长有效不应期，用于终止室上性心动过速。

比较严重的心率失常，发作急，病情严重能很快导致机体缺氧、代谢性酸中毒、心力衰竭和心源性休克，能很快危及生命。因此治疗快速心律失常要求迅速见效，而抗心律失常药物的治疗量和中毒量很接近，因此必须熟悉这类药物的动力学，必要时监测血清中的药物浓度，有助于提高疗效，减少副作用。除了IB类药物外其他抗心律失常药物均有不同程度的抑制心肌功能，快速心律失常并发心力衰竭、休克或严重传导阻滞时禁用或慎用。

抗心律失常药物亦可引起心律失常。如有下列情况时应考虑为该类药物所致：

——用药后出现用药前不存在的或更严重的心律失常，并能排除其他因素。

——用药后原有的心律失常加重，如室外性早搏频度增加，室性心动过速频率加快。

——如怀疑药物引起的心律失常应于停药后，临床表现立即消失。

药物引起的心律失常的因素很多，如药量过大、药物的相互作用、电解质紊乱、严重心脏病和心功能不全等。

(3) 应用抗心律失常药物的用药原则

先用一种，无效时再换另一种，也可两种药联合应用。作用相同药物合用时应减少各自用量，能减少副作用。作用机理不同的联合用药，可以增强疗效，但副作用也增强，作用机理相反的药合用则可能减低疗效。

(4) 抗心律失常药物联合应用时注意事项：

①心得安和异搏定均有负性变力，抑制窦房结和房室结。前者抑制β受体，后者解除兴奋-收缩偶联作用，致血压下降和心力衰竭。因此禁忌联合应用。

②奎尼丁与乙胺碘呋酮联合应用时，可导致Q-T间期延长，发生扭转型室性心动过速，因此禁用。

③心律平避免和异搏定、乙胺碘呋酮、心得安合用。

④IA组和IC组药不能合用。

⑤奎尼丁、异搏定、乙胺碘呋酮与地高辛合用，易发生洋地黄中毒。如果需联合应用时，地高辛用量宜减少1/3或1/2。

⑥治疗缓慢性心律失常药物：常用阿托品、麻黄素、异丙肾上腺素。

4. 电学治疗方法

电击复律：采用体外同步直流电术。去颤器于心电图2波顶峰后20毫秒内触发放电，避免电刺激落在心室的易激期，从而促发室性心动过速或心室颤动。服洋地黄的病人术前应停药1~4天，地高辛停药24小时，洋地黄毒甙停药2~3天，心房扑动或心房颤动病人应于术前1天服用奎尼丁，4毫克/公斤/次，每6小时1次，共4~5次，最后一次在术前1~2小时服用，转复后继续服用维持量至少6个月。阵发性室上性心动过速电转复后继续服用地高辛或心得安6个月，以防复发。用电击复律前要做好复苏的准备，检查机器同步性能。术前禁食12小时，并于术前10分钟静脉注射安定0.2~0.5毫克/公斤，或氯胺酮0.7~1毫克/公斤，使患儿入睡，知觉丧失。电极上涂以适量的导电糊，防止烧伤并起导电作用，一个电极置于患儿心前区，另一个电极置于背部左肩胛下；或将一电极置于胸骨左锁骨中线剑突水平，要避免两个电极相碰引起短路。操作者和旁观者不能接触病人。原则上用量小而有效的能量进行复律，常采用的电功率：新生儿5~10瓦秒，最大20瓦秒；婴儿10~20瓦秒。最大不超过20瓦秒；儿童20~50瓦秒，不超过100瓦秒。重复电击一次治疗过程中不超过2~3次。电转复适应征：①心室颤动。②室性心动过速。③室上性心动过速合并重症心功能障碍或用药无效者。④心房扑动伴心功能不全，洋地黄或奎尼丁治疗无效者。⑤心房颤动伴心功能不全，药物治疗无效者。⑥病情危重、心电图无法分辨的快速异位心律。禁忌证：洋地黄中毒或低血钾引起的心律失常忌用电转复。电转复亦可引起房性早搏，室性心动过缓，结性心律或室性早搏，约1~2分钟自行消失。慢性房颤者不易使用电转复。以防止栓子脱落造成栓塞。

5. 电起搏分暂时性和永久性两种

暂时性适应证：①各种心律失常所致的阿–斯氏综合征。②急性心肌炎合并Ⅲ度房室传导阻滞。③用于心律失常的紧急处理，为安装永久性起搏器做准备。④通过超速电起搏抑制异位起搏点，治疗快速心律失常。⑤用于顽固性室上性或室性心动过速用药和电击复律无效者。

永久性适应证：①先天性Ⅲ度房室传导阻滞，心室率低于40次/分，新生儿低于55次/分，有阿–斯综合征发作。②病态窦房结综合征有严重心动过缓，或屡发快–慢综合征，药物治疗无效者。③心脏手术后发生严重的Ⅲ度房室传导阻滞。经用暂时性起搏器4周以上未恢复者。④预防阿–斯综合征。

应用起搏器的注意事项：①感染：并发静脉炎，局部感染。局部出血或坏死。可发生感染性心内膜炎，败血症。②肺梗塞，或损伤三尖瓣。③机器失灵或电池耗竭时要发生起搏故障。④机器灵敏度下降时，可发生竞争心率，导致室颤。

6. 各类心律失常的具体治疗

（1）阵发性室上性心动过速。

①兴奋迷走神经：A、按压颈动脉窦：对较大儿童有效。取仰卧位，头略后仰，侧颈。按压下颌角处，先压右侧，后压左侧，不可同时按压，每次5~10秒；B、屏气法：令患儿吸气后用力屏气10~20秒；C、冰袋法：对新生儿和小婴儿效果好。用4~5℃水的冰袋或湿毛巾敷于面部，每隔3~5分钟一次，每次10~15秒，不超过3次，防止冻伤；D、用升压药：适用于低血

压或以上方法无效者。用新福林0.01~0.1/毫克/公斤加生理盐水10毫克。缓慢静注，一旦发作终止立即停药。

②药物治疗：需心电图监测，发作终止后改为维持量口服。

A，心律平是IC类药物，疗效好，副作用小，半衰期短，静注1~2毫克/公斤加入10%葡萄糖液10毫升中缓慢静脉注射。可间隔20~30分钟给第二次药。但不超过3次，有明显主心功能不全及传导阻滞者禁用。

B，异搏定，为钙离子拮抗剂。对房室结有显著抑制作用。但对房室旁路传导无效，静脉注射：0.1~0.2毫克/公斤，一次量不超过3毫克加入5~10%葡萄糖液中缓慢静注。15~20分钟后可再给一次。并发心力衰竭及低血压者禁用，禁止与β受体阻滞剂合用。新生儿及小婴儿不宜使用。

C，三磷酸腺苷可兴奋迷走神经减慢房室传导并抑制窦房结、心房及蒲氏纤维的自律性。首次剂量0.1~0.2毫克/公斤，于2秒内快速静脉注射。可在20分钟内终止发作。若无效，3~5分钟后可加倍剂量重复使用。副作用有面红、呼吸困难、恶心、呕吐、结性心律、完全性房室传导阻滞等副作用。但持续数秒后即可消失。有传导阻滞和窦房结功能不全者慎用。有效率达85~90%。

D，洋地黄制剂，适用于并发心力衰竭的患儿。以增强心肌收缩力，抑制房室传导。常用西地兰饱和量的1/2，余量分两次静脉注射。每4~6小时一次。起效慢，2小时以上转复律达70%。饱和量：新生儿0.02~0.04毫克/公斤，2岁以上0.02~0.03毫克/公斤。

E、心得安和乙胺碘呋酮在上述药物治疗无效时也可用，但因副作用多，不作为首选抗心律失常药，有心力衰竭及高度房室传导阻滞者禁用此类药。

③电学治疗

A、用同步还流电击复律，其作用快，疗效好，适用于并发心力衰竭或心源性休克，有宽大的QRS波不能和室性心动过速区别的患儿。电能量为0.5~1.0瓦秒/公斤，未能复律者，可加大量重复电击。但不能超过三次。

B、以食道心房调搏终止发作。

④预防复发：对于反复发作者待发作控制后，继续口服控制发作的有效药物预防复发。常用心律平、异搏定、心得安和地高辛，口服维持量用6~12个月。

（2）阵发性室性心动过速

①有血液动力学改变的选用电击复律，用体外直流电击复律，每公斤体重2瓦秒，婴儿不超过50瓦秒，儿童不超过100瓦秒。无效时可于20分钟后重复1次。

②无血液动力学改变时用药物复律

利多卡因：1~2毫克/公斤体重，稀释后缓慢静注，10分钟后可重复使用，总剂量不超过5毫克/公斤体重。室速纠正后以20~30微克/分，静滴维持。

心律平：1~2毫克/公斤体重，稀释后缓慢静注，每隔20分钟可重复使用，不超过3次。转复后以5~10微克/公斤体重/分，静滴维持。

慢心律：1~3毫克/公斤体重。稀释后缓慢静注，也可维持静滴。

苯妥英钠：2~4毫克/公斤体重，用生理盐水稀释后缓慢静注，一次量不超过150毫克，静脉滴注维持，可重复用药2~3次，每次间隔6~8小时。

乙胺碘呋酮：2.5~5毫克/公斤体重，稀释后缓慢静注，可重复用2~3次，也可维持静滴。

③注意纠正低血钾、酸中毒、缺氧及心力衰竭可使室速转

复，有低血钾时0.3%氯化钾，每次75~100毫克/公斤体重，缓慢静滴。

④对先天性1~4延长综合征，低钾血症引起的室速：A、首选电起搏或经食道心房调搏；B、阿托品0.03毫克/公斤体重，静脉注射，以提高心室率；C、有室颤倾向者，必须立即用直流电同步电击复律；D、可以用异搏停0.1~0.2毫克/公斤体重，稀释后缓慢静脉，一次量不超过5毫克。或用心得安0.05~0.15毫克/公斤体重，稀释后缓慢静注，一次剂量不超过3毫克。也可用利多卡因、苯妥英钠或慢心律IB类药物，但忌用IA、IC及Ⅱ类抗心律失常药物。

⑤洋地黄类药物中毒引起的室性心动过速：A、立即停药；B、有低血钾者静脉补钾，静脉注射利多卡因或苯妥英钠；C、对伴有高血钾及严重神经系统者，采用地高辛特异抗体治疗。

(3) 完全性房室传导阻滞

①阿托品：0.01~0.03毫克/公斤体重/次。每日3~4次口服或皮下注射。

②异丙肾上腺素：每次5~10毫克，每日3次，含服。

③肾上腺皮质激素只适用于病毒性和感染性心肌炎病情严重的患儿。

④出现心力衰竭或阿–斯综合征者，可先静滴异丙肾上腺素0.1~0.25微克/公斤体重/分钟，然后安置永久性起搏器。

⑤病态窦房结综合征：常用阿托品和异丙肾上腺素静滴，但这类药物往往疗效不佳，剂量不易控制，还可以引起早搏或快速心律失常。因此病态窦房结综合征的主要治疗应为原发病的治疗。对频发阿–斯综合征及快–慢综合征经药物治疗无效，或者心力衰竭不能控制者，应及时安装永久性心脏起搏器。

⑥期前收缩（过早搏动）：期前收缩是由于多种原因引起的，因此治疗方面主要是病因治疗，对洋地黄类药物中毒引起

的要立即停用洋地黄类药物，并给予0.3%氯化钾静脉滴注，或给予10%氯化钾口服。用苯妥英钠及利多卡因治疗期前收缩，临床效果更好。对于扩张型或肥厚型心肌病，以及右心室发育不良引起的室性早搏，可以口服氨酰心安。1~2毫克/公斤体重/日，分二次。还可以用苯巴比妥片2~3毫克/公斤体重/次，一日三次口服；利眠宁0.2~0.4毫克/公斤体重/次，一日三次口服。心得安0.5毫克/公斤体重/次，一日三次口服。苯妥英钠5~10毫克/公斤体重/日，分三次口服。还可以用利多卡因1~2毫克/公斤体重/次；加入5~10%葡萄糖液中静脉滴注，必要时可以间隔5~10分钟重复用药一次，或者以20~50微克/公斤体重/分的速度维持静脉滴注。用乙胺碘呋酮5~10毫克/公斤体重/日，分三次口服。

⑦心房颤动：治疗心房颤动同样要积极治疗原发病，同时用洋地黄类药物，给予饱和量后改为维持量。常用饱和量：西地兰0.02~0.04毫克/公斤体重，首次给予半量静脉注射。余下半量分二次，间隔4~6小时静脉注射一次。或用地高辛0.02~0.04毫克/公斤体重，分3~6次口服，以后改为上述量的1/4为每日维持量，药物转律未成功者可用直流电同步电击转律，应用电能0.5~1.0瓦秒/KG。电击转复后继续用奎尼丁维持量，每日15毫克/公斤，分3次口服，共1~3个月，以预防复发。

7. 抗生素治疗

无感染时不用抗生素药物。但各种感染均可使心律失常加重，因此只要一有上呼吸道感染症状，就应使用抗生素，首选青霉素类。

8. 手术治疗

大部分心律失常患儿不需手术治疗，只有对阵发性室上性心动过速药物治疗难以控制，发作时并发心力衰竭，丧失劳动和生活能力的患儿可行手术切除旁路传导或电消蚀术。但由于电销蚀术创伤性大，可并发血管破裂及心肌穿孔等，因此近年来采用激光和射频销蚀术。

七、心律失常的中医治疗方法有哪些

1. 辨证治疗

中医认为心律不齐是由于体质虚弱，气血不足，不能上充血脉，心血失养所致。心血失养造成，神不守舍而出现心悸怔忡；或因阳气虚亏，水湿停骤，郁而为疾，上扰心神则心悸眩晕；或因外邪入侵、风寒湿邪搏于络脉，内犯于心、血行不畅，心脉痹阻故心悸、昏厥；或热病伤阴，肾阴亏损，水火不济、则心火妄动，皆能发为心悸或心动过速等。

(1) 气血两虚

主要症状：心悸怔忡，疲乏无力，面色苍白少华，少寐多梦、自汗盗汗，舌淡苔薄，脉细结代。

治则：益气养阴，宁心安神

【方药】　炙甘草汤加减

炙甘草10克，党参10克、生地10克，麦冬10克，五味子6克、阿胶（烊冲）10克，桂枝6克。大枣5枚。

加减：失眠者加炒枣仁10克，柏子仁10克；心动过速加龙骨（先煎）30克、牡蛎（先煎）30克；心动过缓加炙附子（先煎）6克，干姜3克，鹿角片6克；气虚汗多加黄芪10克，浮小麦30克；血虚头晕加当归10克。熟地10克。

(2) 阴虚火旺

主要症状：心悸烦躁、头晕目眩、耳鸣、腰酸少寐盗汗、舌红苔薄、脉细数或促结。

治则：滋阴降火，清心安神，

【方药】 黄连阿胶汤加味

黄连3克、黄芩10克、阿胶（烊冲）10克、白芍10克、知母10克、玄参10克，麦冬10克、玉竹10克、苦参10克，茶树根15克。

加减：早搏重者加龙齿（先煎）15克，琥珀粉（冲）3克；心动过速加磁石30克（先煎），茯苓10克；高血压加珍珠母（先煎）30克，菊花10克，钩滕10克。

（3）心脉瘀阻

主要症状：胸闷不适，心悸，心痛，舌苔紫暗，脉涩或结代。

治则：活血化瘀，温阳通脉。

【方药】 桃仁红花汤加减

桃仁10克、红花6克、当归10克、川芎10克、赤芍10克。

加减：胸闷加郁金10克，全瓜蒌10克；胸痛加五灵脂10克，蒲黄10克；早搏加琥珀粉（冲）3克，龙齿（先煎）30克；心动过速加珍珠母（先煎）30克、磁石（先煎）30克；心率缓慢加西洋参10克（单煎服）、附子（先煎）6克。

（4）痰火扰心

主要症状：吐黄痰，烦躁不眠，心中时而动悸，胸闷腹胀。苔黄脉数等。

治则：清热化痰，宽胸宁心。

【方药】 黄连温胆汤加减

黄连3克、陈皮6克、半夏10克、茯苓10克、甘草6克，枳壳6克、瓜蒌皮6克、石菖蒲15克、丹参10克、旋复花10克、竹茹6克。

加减：咳喘痰多者加葶苈子10克、苏子10克；早搏加龙齿

30克、苦参10克；心动过速加磁石30克、柏子仁10克；心动缓慢加附子（先煎）6克、桂枝6克。

2. 单方、验方治疗

【方1】 鹿角片10克，隔水蒸服。主治心动过缓。

【方2】 常山10克、半夏10克、苦参15克、甘草5克，水煎服，主治频发性早搏。

【方3】 苦参30克、炙甘草5克、益母草15克，水煎服。治疗各种心律失常。

【方4】 龙眼核1斤（桂圆核），去肉，水煎极烂，加大黑枣1斤，去核，捣烂如泥，为丸。每晨淡盐汤服10克。主治心悸怔忡。

3. 中成药治疗

苦参丸：可以调整心律，早晚各一次。年龄在7岁以下减半。

4. 针灸治疗

【方1】 体针处方：主穴心俞（斜刺）、神门、内关。配穴：脾俞（斜刺）、膈俞（斜刺）、丰隆。

方义及操作：取心俞以调心气，神门为心经之原穴即五脏有痰当取原之意，内关为心包经络穴。三穴合用可调理心经之气。有镇惊宁心神之功，用平补平泻之用法。

【方2】 耳针疗法：取穴：心、神门、交感、内分泌。操作；毫针浅刺，不留针，每日一次。

【方3】 穴位注射：取穴：心俞、膻中、三阴交。取维生素B1和维生素B12注射液各1支。每穴注入0.2~0.3毫升，每日一次。

5. 推拿疗法

心律失常发作时用大拇指按揉病人背部心俞直至症状缓解，再轻揉神门及内关穴。

6. 拔罐疗法

用毫针或三棱针在心俞、隔俞两穴处点刺，然后用闪火法拢罐10~15分钟。

八、婴幼儿患心律失常怎样进行饮食调理

（1）一般应给予患儿高营养的食物、含多种维生素的食物。多吃新鲜蔬菜和水果，多吃含钾高的食物，如柑桔等。

（2）多吃纤维素多的食物，如芹菜等。防止大便干燥。

（3）忌饮食过量，忌食一切辛辣刺激性食物，忌食咖啡和浓茶。

九、婴幼儿心律失常怎样进行护理

（1）室内清洁安静。温度和湿度要适宜，避免一切不必要的刺激。保持患儿安静舒适。

（2）无症状的可参加日常活动，症状轻的避免剧烈活动。严重者卧床休息。

（3）学会观察病情。如意识和表情：表现为烦躁不安、呼吸急促、口渴等，表示循环血量不足。病情加重时可出现脑血流灌注不足征象，如表情淡漠、反应迟钝、意识模糊，甚至昏

迷，观察服抗心律失常药物前后心率的变化。

(4) 观察皮肤色泽，有无唇甲紫绀或紫绀是否加重，皮肤干燥、有皱褶，表示脱水。皮肤发亮为组织水肿。观测脉搏是否均齐。

(5) 观察体温，肢端皮温是否低于正常。

(6) 有心力衰竭时观察尿量。每小时尿量不少于30毫升，用洋地黄类药物时测脉搏。

(7) 夜间睡眠时要注意心源性哮喘发生。心源性哮喘是左心衰竭的表现。多数于夜间熟睡后1~2小时发作。

(8) 卧床病人要经常按摩受压部位，更换体位，防止褥疮。

十、怎样预防心律失常

(1) 积极治疗一切引起心律失常的疾病。有的病儿经治疗原发病，原发病好转后，心律失常也随之纠正，不用抗心律失常药物。

(2) 预防上呼吸道感染，防止低血钾。预防各种急性传染病。

(3) 用抗心律失常药和洋地黄时，要严格掌握用药剂量、方法和给药时间，以及药物的副作用，做到合理用药。

(4) 做心导管检查时，由于导管对心肌的直接刺激可引起各种心律失常，因此当发现有心律失常时应调整导管位置，一般经调整导管位置后迅速消失，如调整位置后心律失常依然存在，应停止操作。严重的心律失常较少见，如房室传导阻滞、室颤及停搏等。应立即抢救，以免造成病儿死亡。

(5) 改善心脏手术操作过程，避免损伤房室传导系统。

心 包 炎

一、什么叫心包炎

正常情况下，心包腔内只有少量液体，对心包膜的脏层和壁层起润滑作用，并把脏层和壁层隔开形成一个腔。当炎症侵入心包腔时，心包膜发炎，渗出物及浆液渗出于心包腔内就形成了心包炎。临床上又分急性心包炎和慢性缩窄性心包炎两种。

急性心包炎常为全身性疾病的一部分，而慢性缩窄性心包炎起病缓慢，一部分可由急性心包炎发展而来。

二、心包炎的病因病理改变是什么

(1) 急性心包炎

在新生儿期急性心包炎的主要原发病为败血症。婴幼儿期主要并发于肺炎、脓胸，但也以败血症为多见。4~5岁以上儿童多由风湿热、结核病及化脓感染引起。心包炎的致病菌常见于葡萄球菌、肺炎球菌、链球菌、大肠杆菌等。由柯萨奇B组病毒、流感病毒、埃可病毒、腺病毒、乙肝病毒和传染性单核细胞增多症病毒引起的病毒性心包炎又称为特发性心包炎。急性心包炎有时并发于风湿热、类风湿关节炎、系统性红斑狼疮、白血病等疾病的过程中。根据病理变化分为纤维蛋白性及渗出性心包炎。根据渗出液的性质可分为浆液纤维蛋白性、化脓性、浆液血性或出血性。其病理改变为心包的脏层和壁层上有纤维蛋白沉着，状似绒毛，并有由纤维蛋白、白细胞及少许脱落的内皮细胞组成的渗出物。渗出物可局限于一处，或布满整个心脏表面。正常情况下心负腔压力与胸膜腔压力一致。吸气时为负压，呼气时为正压。正常小儿心包腔内有10~15毫升液体。当急性心包炎时，心包腔内有大量渗出液。随着心包积液的增加，心包腔内压力升高。影响了心房和心室的收缩和舒张。急性心包炎对循环功能的影响，主要取决于心包渗出液量的多少和心包渗出液增加的速度，以及心肌的功能。大量的心包积液可引起严重的循环障碍，引起心包填塞征。如果心肌功能正常，心包液体发生缓慢，即使有数百毫升的心包积液，循环系统也可以无明显改变。如果心包积液发生的速度过快、量较大，即使心肌正常，也会出现循环障碍。

引起心包填塞征的原因是由于左心室在舒张期不能充分扩张、心室充盈不足，心搏出量过度的减少导致收缩压下降，末梢血管收缩使舒张压上升，脉压变小。另一方面，由于心包腔内压力增高，使静脉血回流至右心受阻，致静脉压增高，心包积液产生急骤和量过大时，由于心搏出量急剧下降，可发生心源性休克。积液增多速度较慢，引起亚急性或慢性心包填塞征，可有颈静脉怒张、肝大、水肿及奇脉等症状。

（2）慢性缩窄性心包炎

慢性缩窄性心包炎多见于年长儿，大部分是由于结核感染所致。小部分可由化脓性细菌感染，或创伤性心包炎，极少数见于风湿性心包炎。其病理变化以纤维蛋白渗出为主，浆液渗出量少，渗出物粘稠。心包显著增厚，有时与邻近组织粘连。使心脏固定于纵隔、横隔或胸壁。而心包本身因增厚而失去弹性，因此限制心脏的舒张及静脉回流。急性心包炎在后期，大量渗出液被吸收后，渗出物变粘稠，也可以出现广泛的粘连，使心脏舒张功能受抑制。尤其是上、下腔静脉入口部位的增厚缩窄较明显，因此影响了回心血量，导致静脉系统充血和心搏出量减低。出现心包填塞征。因心肌长期受压，冠状动脉供血不足，由于缺血，心肌产生继发性纤维化，使心脏功能受损，由于心搏出量明显减少，静脉压增高，动脉压降低。

三、心包炎的临床表现有哪些

（1）急性心包炎

①症状：原发病症状加重，呼吸困难、咳嗽、发热、不能平卧。婴儿表现为烦躁不安，年长儿自诉心前区有压迫感，胸闷，气短，并且有心前区刺痛，疼痛向肩背及腹部放射。以上症状于平卧时加重，坐起或前俯位时减轻。积液量大时压迫食道或喉返神经。可引起吞咽困难、声音嘶哑和失音。同时可以伴有眩晕。

②体征：心包摩擦音为本病特征，在整个心前区均可听到，于胸骨左缘下端最清楚，声音粗糙类似于皮革摩擦的声音，和心音一致而与呼吸节律无关。摩擦音可时有时无，常出现于疾病初期，当心包积液增多时反而消失，但结核性心包炎可继续存在，因摩擦音是心肌脏层和壁层在心脏收缩和舒张过程中产生相互摩擦而产生的。因结核时渗出液粘稠，因此易发生局部粘连，而使摩擦音继续存在。心尖搏动减弱或消失。心界扩大。卧位时扩大显著，心音遥远，肝脏肿大，有腹水及双下肢浮肿。

压迫左下肺叶时产生肺不张，在左肩胛骨角与胸椎之间叩之浊音，听诊有管状呼吸音及捻发音。

心包填塞征：在心包积液骤增或过多时出现，患儿呈重病容，呼吸困难，心率加快，口唇发绀，动脉压下降，静脉压升高，脉压差变小，颈静脉怒张，心界扩大显著，心尖搏动消失，心音遥远，出现奇脉。奇脉为心包填塞征的重要体征之一，其特点为吸气时脉搏明显变弱。用血压计检查更为可靠，先测量正常呼气时的收缩压，当水银柱下降至吸气相和呼气相均可听到时记录收缩压。两次收缩压之差即反映奇脉的程度。两次压差超过1.3千帕（10毫米汞柱）为奇脉。奇脉产生的机理：正常情况下胸腔内压力在吸气时降低。由于胸腔外静脉和右心腔室的压力增高，促使了右心室的充盈而左心室充盈降低，右心室充盈增加，使室间隔向后移位，从而限制了左心室充盈。正常情况下，吸气时体循环压力轻微下降，心包填塞时由于心脏舒张受抑制，体循环压力明显下降，因此呼吸变化影响了较大部分的心排出总量，呼吸困难也增加了胸腔压力的波动，并且还直接影响到胸主动脉和周围动脉床。另外，吸气性静脉回流增加而使右心房和右心室扩张。有心律失常及低血压时，奇脉往往不明显，心搏出量的急剧下降，可导致心源性休克。心包积液缓慢增大时，则有肝大、下肢浮肿和腹水明显。

③心电图检查：急性心包炎有积液时QRS低电压。伴有心外膜下心肌损伤时ST段抬高，T波低平或倒置。

④X线检查：心脏呈烧瓶状或梨形扩大，左、右心缘饱满，腔静脉影增宽。卧位时心底变宽，与立位时心影明显不同为心包积液的另一特征，透视下心脏搏动减弱或消失，肺野清晰，可伴有胸腔积液。心包积液时，心影多于1~4周内迅速增大。

⑤超声心动图检查：能探知有无心包积液和心包积液量的

多少。诊断迅速、无创伤、可重复检查，以对照心包积液量的变化。

⑥心脏血池扫描检查：可了解心脏大小及形态，测量有无心包积液和积液量的多少，以鉴别心包积液与心脏扩大，

（2）慢性缩窄性心包炎

①症状：慢性缩窄性心包炎起病缓慢，部分病儿有急性心包炎病史。主要症状为慢性心包填塞现象。患儿有轻度紫绀，颈静脉怒张，于吸气时更明显，有静脉压增高，可达250毫米汞柱以上，动脉压减低，脉压差小。常有奇脉，肝脏肿大和腹水。也可有胸腔积液及踝部浮肿。

②体征：心尖搏动减弱明显，位置固定，不随体位及呼吸变动。心浊音界正常或缩小。有心包与邻近组织粘连时，心脏固定于横隔，心脏搏动时左侧下部肋骨向内牵引；固定于胸壁，肋间隙凹陷。听诊心音遥远，无杂音。

③心电图检查：显示低电压和T波倒置显著。

④X线检查：心脏搏动减弱或消失，心影大小正常或轻度扩大、心脏位置固定不变。心缘毛糙不清、僵硬、心包钙化为本病特征。

⑤超声心动图检查：可见左心后壁外膜与心包区回波增强，室间隔反常运动和心室腔变小。

（3）各种病因不同的心包炎的临床表现

①化脓性心包炎：有败血症和脓毒血症的病史，主要见于新生儿和婴儿，以葡萄球菌感染多见，常有皮肤和脐部感染灶。起病急、高热，新生儿则表现为体温不升及拒乳、反应低下、哭闹不安，猩红热样皮疹等。在疾病过程中出现心包炎的症状和体征。

②风湿性心包炎：风湿性心包炎发生在风湿热的过程中，往往同时伴有风湿性心肌炎和风湿性心瓣膜炎。有典型的风湿

热的临床症状及有链球菌感染的病史，如1~3周前有咽痛或急性传染病史，然后出现发热（为中度发热）、关节痛、皮下结节及链球菌感染的证据，如咽拭子培养有时可培养出A组β型溶血性链球菌，血清抗链球菌溶血素O（ASO）滴定度增高等，在出现急性心包炎的症状和体征的同时，还可以听到心脏杂音。

③系统性红斑狼疮性心包炎：系统性红斑狼疮为自身免疫性疾病，由患儿体内可测出多种自身抗体，如抗细胞核抗体（ANA），抗核糖核酸抗体（RNA）、抗脱氧核糖核酸抗体等。免疫复合物由各种自身抗体和相应的抗原产生后，在补体参与下，沉积于全身不同的器官。因沉积的部位不同而临床症状不完全相同。小儿出现心血管损害者较成人为多，临床有心包炎症状者占20%~30%。一般心包积液的量不多。慢性者可见纤维素性心包增厚，临床症状轻微或不明显，有的患儿只表现为胸骨下疼痛。并发心肌病时可有心电图异常、心脏扩大、房室传导阻滞。同时还可以伴有心内膜炎，以及引起冠状动脉硬化，表现为动脉炎或动脉硬化，甚至发生心肌梗塞。

④结核性心包炎：结核性心包炎多见于学龄期儿童，可分为渗出性及缩窄性两型。渗出性心包炎多在发病初期发生，随着病变的控制，心包积液减少，演变为缩窄性心结核性心包炎的发生，是由于胸腔内淋巴结核，胸腔或腹膜结核病，经过淋巴液逆流传染或直接蔓延所致。其次也可由血行播散而来，有时为全身粟粒性结核的一个局部表出。也不能除外有心包附近的干酪液化的结核性淋巴结破溃入心包腔所致。急性渗出性结核性心包炎的起病可急可缓，多数有发热、食欲减退、疲乏无力及盗汗等中毒症状。早期主要症状为疼痛，疼痛多位于胸骨下或胸部紧迫感，有时疼痛可放射至颈、肩、臂及上腹部，吸气、咳嗽或胸部运动时疼痛加剧。随着渗出液增多，疼痛可减

轻或消失，缩窄性的心包炎早期无症状，往往以心包填塞为就诊症状。

⑤病毒性心包炎（又称为特发性心包炎）：本病较多见，常发生于柯萨奇病毒、埃可病毒等。主要侵犯于心肌，一般心包炎症状较轻，并且多为良性，可自愈，可并发胸腔积液或肺炎。有发热和心前区痛。从心包液中可分离出病毒。也可以根据临床前期疾病来推断某一病毒感染。心电图有ST段及T波改变，T波异常可持续数年或无限期。

⑥其他性质的心包炎：临床上有时可见类风湿、硬皮病、阿米巴原虫等引起的心包炎，但比较少见。如类风湿性关节炎常有多发性的小关节疼痛，类风湿因子阳性。硬皮病有典型的皮肤改变，诊断并不困难。阿米巴原虫引起的心包炎，有侵犯其他部位的临床症状，可同时伴有肝脓肿和腹膜炎等，在粪便中找到阿米巴原虫为最可靠依据。尿毒症时可以并发心包炎，具体原因不明，可能与大量纤维蛋白渗出有关。胆固醇性心包炎比较罕见，除了心包炎的症状体征外，无特殊临床表现，并且无明显诱因。诊断只能依靠心包穿刺，检出心包液中有大量的胆固醇晶体，呈金黄色，但血清胆固醇含量并不高，可能与心包性损伤有关。

四、心包炎的化验检查有哪些异常

（1）血常规：化脓性感染时白细胞总数及中性粒细胞显著增高。病毒感染时正常或偏低。结核性的可以减低或增高。系统性红斑狼疮呈全血细胞减少，有溶血者网织红细胞增高。

（2）风湿性心包炎咽拭子有时可培养出A组β溶血性链球菌；病毒性心包炎可自粪便中或咽拭子涂片分离出病毒；系统

性红斑狼疮，60%~85%的病儿狼疮细胞检测阳性，结核性心包炎时结核菌素试验阳性。

（3）血沉增快：见于风湿性、红斑狼疮性、结核性和化脓性多种心包炎，大多数以风湿性和红斑狼疮性的血沉增快更显著。如有发热时，血沉也可以增快，但病毒性心肌炎时血沉一般略增快。

（4）血清抗链球菌溶血素O（ASO）滴度增高，1∶400以上为阳性。一般在溶血性链球菌感染后2周左右增高，以后逐渐增高，4~6周达高峰，8~10周恢复正常，此项检查为风湿热的特异性检查。此项增高，可以确诊为风湿性心包炎。但也有20%的病儿不增高，另外抗链球菌激酶增高，1∶40以上为阳性；抗透明质酸酶增高，1∶20以上为阳性，两者对诊断风湿性心包炎的阳性率达95%。

（5）风湿性心包炎的特异检查：抗脱氧核糖核酸酶B和抗烟酰胺—腺嘌呤、二核苷酸酶均在感染后1周增高，可持续数月。抗DNA酶维持的时间最长。血清蛋白电泳，白蛋白降低，α2和Y球蛋白增高，粘蛋白增高。免疫球蛋白，急性期IgA增高，亚急性或慢性期IgG增高，抗心肌抗体有55%的病儿增高。并发心肌损害时，可有血清谷草转氨酶增高，肌酸磷酸酶及乳酸脱氢酶增高。

（6）系统性红斑狼疮性心包炎的特异检查：C反应蛋白（CRP）阳性，抗核抗体（ANA）大于1∶64，其活动期阳性率高，但阴性也不能除外系统性红斑狼疮，因临床有亚型存在，其亚型则此项检查为阴性。但以上两种检查增高可见于风湿、类风湿、硬皮病，有时结核病也可出现增高。只有狼疮细胞酶检出对诊断意义大，其阳性率占60~85%。因系统性红斑狼疮为全身性损害，当损伤肾脏时，尿常规中可出现尿蛋白或血尿，有肝功能损害时，肝功能异常，并可出现黄疸。有黄疸时，尿胆红素和尿胆原阳性，蛋白电泳，γ球蛋白及β球蛋白增高。

（7）心包穿刺检查：心包穿刺术适用于心包积液时，其性质不明。作为诊断性穿刺，目的是为了了解渗出液的性质，或因大量积液引起心包填塞时须放液减压；还可用于化脓性心包炎的局部用药治疗和引流。此穿刺有一定危险性，可引起心包积血，为了避免心肌损伤，应在心电鉴测下进行。

进行心包穿刺的常用部位有二：①在左侧第五肋间锁骨中线外，心浊音界内2厘米左右，沿第六肋骨上沿向背部并稍向正中线刺入。此途径最常用。②在剑突和肋缘所形成的角内，穿刺针与胸壁成30°~45°角，向上稍左进针，通过隔肌进入心包底部。穿刺时病人采取半卧位，穿刺应在严格消毒的条件下进行。常规消毒后，先给予1%普鲁卡因注射液作局部麻醉，然后将针孔斜度较短的粗针头，与三通管、橡皮管及50毫升注射器连接好。再进行穿刺。进针时边进边抽，直至抽出液体，不得再深刺。针尖进入心包腔时往往感到阻力消失，如果感觉出心脏搏动撞及针尖时应将针头稍稍向外拔出。穿刺入心包腔内后，应由助手用血管钳固定穿刺针于胸壁上。第一次抽液量要小，不超过100毫升，以后每次抽液不超过200~500毫升。如果抽出血性液体，立即停止抽吸。抽液完毕后，先用无菌干纱布块紧压穿刺孔，拔出穿刺针，再以胶布粘贴。

抽出液：如果为炎症，化脓性心包炎外观微黄混浊。结核和其他性质的外观稍混浊。主要为渗出液和漏出液鉴别：渗出液比重>1.018，蛋白质2.5克/分升以上，粘蛋白定性阳性，白细胞数>500/mm^{3}可找到病原菌。而漏出液见于非炎症性积液，如低血浆蛋白症，心力衰竭等，比重<1.018，蛋白质<2.5克/分升。粘蛋白定性阴性，白细胞数<100/mm^3。找不到病原菌。

五、心包炎应与哪些疾病相鉴别

1. 与急性心肌炎鉴别

引起急性心肌炎的病因往往可以引起急性心包炎，并且都有发热、胸闷、气短、疲乏无力、多汗、心前区痛等临床症状。心肌炎严重时也会出现心脏扩大、心力衰竭。但心包炎的心前区刺痛可向肩背及腹部放射，平卧时疼痛加重，坐位或前俯位时疼痛减轻。心包炎严重时出现心包填塞征，而心肌炎则不会出现心包填塞征。急性心肌炎时心脏听诊心尖区第1心音明显低钝，而急性心包炎则心音遥远。并且心尖搏动减弱或消失。而急性心肌炎时心尖搏动无明显改变。急性心包炎特有的体征为心包摩擦音，压迫左下肺叶产生肺不张时在左肩胛角下与胸椎之间叩之浊音，听诊有管状呼吸音及捻发音，而这些是急性心肌炎时所不具备的。急性心肌炎有血清谷草转氨酶、乳酸脱氢酶、肌酸磷酸酶、肌酸磷同功酶增高，而心包炎时以上酶均正常。

2. 与先天性心脏病鉴别

先天性心脏病的患儿可以有心悸、胸闷、心前区痛等症状。但是无感染时不发热。轻者无症状，重者都有明显青紫，心界为逐渐增大，心脏听诊有杂音而无心包摩擦音，无心音遥远，无心包填塞征，重者发生心力衰竭时可以出现心包积液，但先有先天性心脏病史。心脏超声心动图检查和心导管检查发现有心脏畸形的部位。并且心前区疼痛较轻，不随体位变化而加重或减轻。先天性心脏病和急性心包炎都可以引起心力衰竭和心源性休克，但急性心包炎心脏增大，在卧位时与端坐时于右第2~3肋间的心浊音区大小不同，而先天性心脏病的心脏扩大是由于心肌的肥厚和心室的扩大所致，因此心浊音界不会随体位变化而变化。先天性心脏病和急性心包炎时都可以因心脏扩大而压迫喉返神经，出现声音嘶哑，但急性心包炎有奇脉。先天性心脏病的患儿可出现缺氧发作，由于缺氧可以出现蹲踞现象及脑缺氧性昏厥。并且有杵状指趾，而急性心包炎患儿缺氧体征不如先天性心脏病患儿显著，无杵状指趾。先天性心脏病患儿的心电图检查多为某心房及心室的肥厚，P波高尖为主，而急性心包炎时由于心包渗出液及心外膜下心肌损伤，可以产生多种心电图改变，可以出现QRS低电压，ST段抬高，T波普遍低平或倒置。X线检查也不同，先天性心脏病的心影增大多为某心房及心室的增大，即使普遍增大时也不会因体位改变而有差异，急性心包炎的X线检查心影呈梨形或烧瓶状，卧位与立位心影差异显著，急性心包炎肝大及颈静脉怒张和腹水显著，呼吸困难不显著，在心包积液量不大时，平卧无影响。

3. 与心脏创伤后综合征鉴别

心脏创伤后综合征发生于心导管检查、心脏手术、心脏被创伤或安装起搏器后。多发生于心包损伤或心包切开术后1~2周，但有时间隔数月才出现临床症状。复发率高，可以反复发作，时间可达伤后2年甚至更久。患儿主要表现为心前区疼痛，发热，可有心包摩擦音，个别患儿出现心包填塞征，常伴有胸膜炎和肺炎为突出表现。创伤后的心包炎可为纤维蛋白性改变或心包积液，这点与急性心包炎相同，但因为损伤引起，故积液常为浆液血性。血沉也可以增快。与急性心包炎的鉴别主要依靠发病前的心脏损伤史。心脏创伤后综合征的发病机理可能为机体对损伤后的心包膜发生免疫反应，多数患者血清内出现心肌抗体。少数特异性病毒抗体滴度升高，因而认为本病系在心包创伤的条件下，潜伏在机体内的病毒引起了心包感染。应用阿司匹林30~60毫克/公斤/日、分三次口服，治疗1~3个月，可逐渐恢复。个别患儿于1年后偶有复发。

4. 与原发性心肌病鉴别

原发型心肌病分为三型：扩张型心肌病（又称为充血型心肌病）；肥厚型心肌病；限制型心肌病（又称为闭塞性心肌病）。其中扩张型心肌病应与急性心包炎相鉴别。前者以充血性心力衰竭为主，起病缓慢，亦可有突然发病者，常有呼吸困难及心动过速，活动后加重，疲乏无力、多汗、烦躁、胸闷、尿少。肝大及浮肿较显著，临床症状与急性心包炎相似，并且心脏扩大，但无心包填塞征。由于心力衰竭、心脏扩大，可出现相对性二尖瓣关闭不全的吹风样收缩期杂音，第1心音减低。而急性心包炎时是由于心包腔内的积液使心脏扩大，并不影响二尖瓣的关闭，所以不会出现收缩期杂音，并且心音是遥远的。因为扩张型心肌病的心脏扩大为各心腔均扩大，尤其以左心室更显著。其病理改变主要是心肌纤维组织增生，使心肌收缩力减低，心搏出量减低，心室舒张末压升高；心房压力增高，发生肺循环和体循环瘀血。晚期由于肺小动脉病变和反复发生肺小动脉栓塞，发生肺动脉高压，因而以右心衰竭表现更为突出。而急性心包炎主要症状以心前区痛和压迫感为突出表现。其肝大，颈静脉怒张，腹水和下肢浮肿与扩张型心肌病相似。但X线检查，扩张型心肌病的心影呈球形扩大，卧位与立位时无差异，虽然心脏搏动也减弱，但肺瘀血明显，而急性心包炎时心影呈梨形或烧瓶状扩大，卧位与立位有显著差异，卧位时心底部心影增宽为其特征，肺野大多清晰，可伴有胸腔积液。限制型心肌病应与慢性缩窄性心包炎鉴别：两者均可起病缓慢，但其病因不同，前者常继发于全身性淀粉样变性、血色素沉着病、类肉瘤样心脏病等。常见类型为心内膜心肌纤维化，其病因不明。此病少见，在疾病进展期，外周血及增厚的心内膜均有嗜酸细胞增多及浸润，表现为嗜酸细胞增多性心内膜炎，导致心内膜及心内膜下心肌坏死，在坏死区表面形成血栓，晚期形成心肌组织纤维化，使心内膜明显增厚，心肌壁变硬，心腔变小。心内膜纤维化常累及腱索及乳头使房室瓣被牵拉、变位。病理改变为玻璃样变的纤维化和有较多的小血管肉芽组织增生。病变部位主要侵犯心尖及流出道，心腔闭塞，流出道扩张。双侧心室均可受累，多以右心室为著。由于心室舒张充盈受限，心输出量降低。与缩窄性心包炎同样是心室舒张充盈受限，心输出量降低，但其病理改变却不同。并且限制型心肌病常并发房室瓣关闭不全，因此听诊可以听到轻微的收缩期杂音。而缩窄性心包炎则不会有杂音出现。并且限制型心肌病心脏增大更显著。经多普勒心动超声检查对鉴别诊断价值大。

5. 与肾病综合征鉴别

肾病综合征因血浆蛋白明显降低，表现为全身性高度浮肿，并可出现胸腔、腹腔及心包的浆液性渗出引起心包积液。肾病综合征有典型的三高一低症状，即大量蛋白尿、高胆固醇血症、高度浮肿和低血浆蛋白。除了水肿，由于长期大量蛋白质从尿中丢失，出现营养不良表现，有面色苍白、皮肤干燥、毛发干枯萎黄。无呼吸困难及胸前区疼痛，尿常规检查尿蛋白三个(+)以上。心包积液一般较轻，心脏扩大不明显。随着肾病综合征的治疗，病情逐渐好转，当低蛋白血症纠正后，心包积液则自行吸收。

6. 与脚气病鉴别

脚气病是由于维生素B_1缺乏引起的。维生素B_1是参与体内糖及能量代谢的重要维生素，其缺乏可引起消化系统、神经和心血管系统的功能失调。临床分为三型："湿型"水肿脚气；"婴儿型"急性脚气；"干型"神经脚气。"婴儿型"最为严重，表现为急性心血管症状，不及时救治可引起死亡。脚气病多发生于以大米为主食的地区。因维生素B_1在谷物的外皮和胚芽中含量很丰富。淘米过分，烹调时间过长等原因都可造成其损失或破坏，多种慢性疾病可影响维生素B_1的吸收。肝功能损害时可干扰维生素B_1在体内的利用。而甲亢及感染等可增加机体对维素B_1的需求。由于维生素B_1缺乏使心肌纤维细胞及间质水肿重者细胞变性坏死，心脏主要因为心功能不全才扩张肥大。多表现为烦躁、气促、面色苍白，口唇发绀。尤其是2~4个月的婴儿易表现为急性心力衰竭，因此要与急性心包炎鉴别。维生素B_1缺乏的婴儿型，发病急，很快出现急性心力衰竭；虽然急性心包炎起病急，但先出现心包炎症状，严重时才出现急性心力衰竭症状，常于哺乳后或睡眠即将醒时突然发生心力衰竭为维生素B_1缺乏引起心脏损害的特征。维生素B_1缺乏的心肌损害临床症状比心包炎严重，并且有呕吐、腹泻、神志淡漠、抽搐及昏迷。给予维生素B_1治疗后病情明显好转，故可与心包炎鉴别。

7. 与粘液性水肿引起的心包积液鉴别

粘液性水肿是因为甲状腺激素水平低引起，甲状腺激素具有利尿作用，因其水平降低而使细胞间液增多，并聚积大量白蛋白与粘蛋白，称为粘液水肿。粘液性水肿时心包腔可以出现积液，出现憋气、心率慢、血压低、心脏扩大，心脏症状和体征与急性心包炎相同，但在心包积液出现之前已有甲状腺功能低下的临床表现：胎儿期胎动少，生后胎便排出迟缓，经常便秘、嗜睡，吮奶差，生理性黄疸延长，哭声嘶哑低直，腹胀，表情呆滞，体温不升等症状。婴幼儿生长发育迟缓，智力低下、出牙、坐、站、走均落后于同龄儿。血清T_3T_4检查均低于正常值。X线检查骨龄落后。心电图检查可有低电压，窦性心动过缓，P波与T波幅度降低，T波低平或倒置，因都有心包积液，需与急性心包炎鉴别。但其心包积液经治疗原发病后，随着粘液水肿消退而吸收。

8. 与皮肤粘膜淋巴结综合征鉴别

皮肤粘膜淋巴结综合征（又称为川畸病），是一种以全身血管炎病变为主要病理的急性发热性出疹性小儿疾病。其发病率较高，在婴儿及儿童期均可发病。往往出现全心脏的损害，可有心肌炎、心包炎和心内膜炎的症状。出现心包积液的心脏体征与急性心包炎相同。但其特有的临床表现，如持续性发热5~11天，甚至1个月，体温39℃以上，常见口唇潮红，有皴裂或出血，有杨梅样舌，手足呈硬性水肿，急性非化脓性淋巴结肿大，这些症状都是急性心包炎所不具有的。

9. 与纵膈肿瘤引起的心包积液鉴别

纵膈肿瘤早期无症状，待肿瘤较大时可以压迫气管、支气管，出现呼吸困难。肿瘤压迫可以影响心包静脉回流和淋巴管的畅通，引起心包积液，其积液为漏出液。

10. 与急性心肌梗塞鉴别

心肌梗塞在小儿很少见，但临床症状与心包炎相似，有发热、胸前区痛，心肌梗塞发生4天后有时可听到心包摩擦音，但无心包填塞征，X线检查心脏无扩大，有心肌梗塞的典型的心电图改变。

11. 慢性缩窄性心包炎应与肝硬化、结核性腹膜炎鉴别

肝硬化也有腹水征，但无心脏病体征及上腔静脉充血征，颈静脉及上肢静脉无充盈怒张，静脉压正常。结核性腹膜炎有发热、腹痛及结核中毒症状，腹水的性质为渗出液。无心脏病体征，无颈静脉怒张和奇脉等征象。

12. 还应注意各种急性心包炎的鉴别

如发生于风湿性心包炎，常伴有心肌炎和心瓣膜的损害，可听到器质性杂音，并且心包渗出液量比较少，一般不需心包穿刺。结核性心包炎多发生于原有结核症的患儿，心内膜不被波及，听不到杂音，常产生较大量的混浊黄色渗出液或血样渗出液。易发生心包填塞，心包积液量过大时需心包穿刺放液。化脓性心包炎不但有心包积液的体征，而且还有严重的全身脓毒血症的症状，可并发肺炎或脓胸，宜做血培养以证实败血症，并且选择有效的抗生素。病毒性心包炎常与病毒感染同时发生，患儿有呕吐及腹泻等病毒感染的症状，并且可以累及心肌，发生心包心肌炎，以发热、心前区疼痛及呼吸困难为主要症状，常伴有心包摩擦音，而心包积液的症状不明显。病毒性心包炎的积液量少，有自限性，病程数月，预后良好。极少数病儿有复发，但病程迁延数月或1~2年大部分可痊愈。极少数形成缩窄性心包炎。

六、心包炎的西医治疗方法有哪些

1. 一般治疗

卧床休息，控制活动量，待病情好转后方可下床活动。但休息时间应2~3个月，有心脏扩大和心力衰竭者需6个月，给予细心的生活护理，保证充分的营养，给易消化食物。减少对病人的刺激，适当的限制盐和水的摄入。

2. 抗生素治疗

（1）化脓性心包炎：选用有效的抗生素大剂量静脉滴注，年龄越小的患儿，尤其是新生儿，多以葡萄球菌感染为致病菌，葡萄球菌也是医院内感染的主要致病菌，有时在病房内或婴儿室内造成流行。而青霉素类药物对葡萄球菌敏感。而链球菌感染引起的心包炎，同样为青霉素治疗有效，因此治疗化脓性心包炎首选大剂量青霉素钠治疗。用量：40万~60万单位/公斤/日。每6小时一次，或选用新型青酶素、万古霉素、红霉素及头孢菌素类，应2种以上抗生素联合应用。但青霉素和红霉素联合应用时可产生药物拮抗作用，故不主张两药联合应用。大肠杆菌感染时最好先用第二或第三代头孢菌素，因大肠杆菌对氨苄青霉素的耐药性强，故不宜选用。无论哪种细菌感染，如有条件，最好根据药敏试验用药，以达到使用有效抗生素治疗的目的。

（2）结核性心包炎；抗结核药物的治疗是关键，早期应用抗结核药可以防止缩窄性心包炎的发生。常用药物有：异烟肼（又称雷米封）。具有杀菌力强，用药剂量小，毒性少的优点。

可以口服，也可以静脉滴注，并且年龄越小治疗效果越好。用量：婴幼儿15~20毫克/公斤/日，较大儿童10~15毫克/公斤/日，全日药量一次顿服，疗程1~2年。其主要副作用是对神经系统的损害。可以出现肌肉震颤、失眠及周围神经炎的症状，如唇和手指末梢发麻，偶有肝功能损害、便秘和血尿。利福平：为耐药菌感染的最好药物。利福平不但对细胞内、外生长繁殖的结核菌都有杀菌作用，而且对代谢缓慢的细胞内结核菌也有杀灭作用，同时对金黄色葡萄球菌、链球菌、大肠杆菌和一些病毒均有一定的抑制作用，由肠道吸收快，抗痨效果好，用量10~15毫克/公斤/日，清晨空腹1次口服，疗程6~12个月。和异烟肼合用时剂量宜偏小，不超过10毫克/公斤/日。和乙胺丁醇合用有协同作用，可以延缓耐药性产生。因其代谢产物呈桔红色，因此服药期间，患儿的尿液、泪液和汗液可呈桔红色。副作用主要是胃肠道反应。出现恶心、呕吐、还有肝功能损害，白细胞减少，血小板减少、溶血性贫血等。肝功能损害为可逆性的，经保肝治疗或停药后肝功能可恢复正常。因此在用药期间，应每半个月查一次血常规，1个月查1次肝功能。链霉素，为抑制结核杆菌生长的药物，通透性强，易渗入胸腔、腹腔和心包腔。用量：15~30毫克/公斤/日，不超过0.75克，每日1次，肌肉注射。1~2个月后改为隔日一次，疗程2~3个月。链霉素的毒性反应主要是损害第8对颅神经，造成耳聋、眩晕、恶心，其次有口唇及四肢麻木等。因小儿不会说，因此在用药过程中要严密观察，一旦发现小儿听力减退，立即停药，给予营养神经的药，如维生素B_1和维生素B_{12}治疗。吡嗪酰胺：该药在酸性环境中抑菌作用强，细胞内为酸性环境，本药在细胞内可达最低抑制浓度的10倍以上，故可以杀死细胞内的结核杆菌。口服后吸收良好。用量：20~30毫克/公斤/日，分3~4次口服，疗程为3~6个月。其毒性反应主要是肝功能损害，食欲减退、胃肠道不适，血清尿酸增高和关节疼痛等，但一般症状较轻。结核性心包炎时一般选用以上三种药物联合应用，其作用起到了既杀菌又抑菌而且将生长过程中的结核菌杀死。因链霉素的毒性较大，故常选用雷米封、利福平和吡嗪酰胺治疗。雷米封和利福平联合应用时，既有强烈的杀菌作用，又有抑菌作用。由于两药的渗透力都较强，对细胞内、外生长繁殖的结核菌都可以杀死，而且对干酪症灶内的代谢缓慢的结核菌也有一定的灭菌作用。临床上称为全杀抗痨药。

（3）风湿性心包炎：因风湿热为链球菌感染，因此对青霉素有效，但风湿热只是链球菌感染后的免疫反应所致病，因此为了清除细菌感染，用青霉素钠治疗2周，一般用量，40万单位，肌注每日2次。

3. 对症药物治疗

（1）风湿性心包炎：抗风湿治疗为主。常用阿司匹林：80~100毫克/公斤/日，每日用量不超过3~4克，少数疗效不佳者需增加到120毫克/公斤/日，每6小时1次，分4次口服。如果效果不佳或出现毒性反应时应测血清阿司匹林浓度，阿斯匹林的血清浓度正常应保持在20~25毫克/分升之间。为了避免中毒反应，开始剂量用自体温下降至正常，风湿症状消失，心包炎症状明显减轻，血沉、C反应蛋白及白细胞降至正常，大约2周左右，用药量减为原量的3/4，再用药2周左右。以后逐渐减量直至停药。总疗程12周。阿司匹林的副作用主要为刺激胃肠道，有出血倾向。因为阿司匹林有抑制凝血酶原的合成和影响血小板聚集粘附的作用，饭后服药。能减轻对胃肠道的刺激，在用药过程中出现鼻衄及胃肠道出血时，应用止血药物治疗。常用止血敏0.25~5克/次，每日2~3次口服。严重者可肌肉注射或静脉点滴。为了预防出血倾向，阿司匹林用量大时，可以加服维生素

K_4，2~4毫克/次，每日3次。还应注意，阿司匹林不能与抗酸药物合用，以免减低药效。因阿斯匹林还可以引起肝细胞损害，使转氨酶升高，导致中毒性肝炎，因此用药期间应注意查肝功能。

(2) 病毒性心包炎：主要以对症治疗，同时应用抗病毒的药物，常用病毒唑注射液10~15毫克/公斤/日，肌肉注射或静脉滴注，或用阿昔洛韦口服。

(3) 系统性红斑狼疮性心包炎：因此病为免疫系统疾病，其损害为全身性，并且反复发作，不易治愈，因此当发生心包炎时，应对症治疗，并且用肾上腺皮质激素治疗和免疫抑制剂治疗，可用环磷酰胺：口服2~8毫克/公斤/日，分1~2次，静滴：2~8毫克/公斤/次，每日1次；或15毫克/公斤/次。每周1~2次。每疗程6~8周。此药有较严重的不良反应，可以出现恶心、呕吐、脱发、出血性膀胱炎和骨髓抑制，还可损害肝功能。因此用药期间应经常想到血常规、尿常规和肝功能。同时还预防感染。伴有高血压者用降压药，可用肼苯达嗪0.75~1毫克/公斤体重/日，分3次口服。

(4) 阿米巴原虫引起的心包炎，用盐酸吐根碱治疗。

(5) 尿毒症并发的心包炎应积极治疗尿毒症。

(6) 其他治疗，有心前区疼痛者：用阿斯匹林，10毫克/公斤体重/次。每日3~4次口服或用磷酸可待因，0.5~1毫克/公斤体重/次，每日3次口服，适用于心力衰竭时。必要时用杜冷丁，0.5~1毫克/次，每日3次口服，或者每次0.5~1毫克/公斤体重，肌肉注射或静注。有烦躁不安者用镇静剂。常用安定：口服0.1毫克/公斤体重/次，每日3次。肌肉注射或静脉注射，0.1~0.3毫克/公斤体重/次。或用苯巴比妥：1~2毫克/公斤体重/次，每日3次口服，也可用苯巴比妥钠2~3毫克/公斤体重/次，肌肉注射。有水肿者用利尿剂：常用双氢克尿塞1~2毫克/公斤体重/日，分

1~2次口服。氨苯喋啶2~4毫克/公斤体重/日，分1~2次口服。或速尿注射液1毫克/公斤体重/次，肌肉注射或静脉注射。双氢克尿塞有排钾作用，氨苯碟啶有保钾作用，两者联合应用时可以防止血钾丢失。

有呼吸困难及心力衰竭者：要给予氧气吸入。采取半卧位。用地高辛及西地兰等强心药物治疗。强心药和利尿药同时应用时要注意血钾的补充，防止低钾血症发生。因为低血钾时，易造成洋地黄类制剂中毒。

（7）用∂–糜蛋白酶治疗：∂–糜蛋白酶具有溶解纤维蛋白，促进渗出液吸收，减少心包脏层与壁层粘连的作用，可以防止继发缩窄性心包炎。用量：0.1毫克/公斤体重/次。每日1次，肌肉注射。

（8）肾上腺皮质激素治疗：化脓性心包炎，结核性心包炎，风湿性心包炎，病毒性心包炎和系统性红斑狼疮性心包炎都需要用肾上腺皮质激素治疗。肾上腺皮质激素具有抗炎作用，对感染性和非感染性的反应，都有明显的抑制作用。能减轻炎症的渗出、水肿、充血、白细胞的浸润和吞噬作用，因此临床上可减轻感染中毒症状，减轻浆膜的渗出，使心包积液减轻。同时还可以抑制炎症后期毛细血管的成纤维细胞的增生，因而延缓肉芽组织生长，防止心包脏层和壁层的粘连。可以防止继发缩窄性心包炎。常用氢化可的松静滴，剂量：每日4~8毫克/公斤体重，能迅速减轻症状。病情好转后改为强地松口服：每日1~2毫克/公斤体重，可以分三次口服，也可一次顿服。一般用药2~3周。若为风湿性心包炎或系统性红斑狼疮性心包炎，激素的用药时间要长，6~12个月，后者用药可长达2年余。风湿性心包炎，用药2周后逐渐减量，至12周完全停药。系统性红斑狼疮性心包炎时，应用药4~8周，临床症状消失，特别是各项化验检查好转，开始减量，按原量隔日服用，或每日减少总量的1/3或

1/4，减至20毫克/日，以后每次减5毫克，减至10毫克后，每次减2.5毫克，每次减量过程为四周，用药时间为2年。

(9) 支持疗法：对病情较重的病儿可以给予小量多次输血及血浆，每次5~10毫升/公斤体重，或者输白蛋白1~3克/次。

(10) 心包有大量积液应行心包穿刺术：放出积液，以减轻症状，防止发生心包填塞征。但每次放液量不宜过多，以100~500毫升为宜，不能超过500毫升。放液过多，回心血量突然骤增，会导致心脏负担过重，发生心力衰竭，如果渗出液为脓性，应每隔1~2天心包穿刺排脓1次，同时用生理盐水冲洗，然后往心包腔内注入适当的抗生素和地塞米松，但需用20毫升生理盐水稀释后缓慢注入心包腔内。为了避免反复穿刺引起的损伤，可用硅胶管置于心包腔内，反复抽脓。经以上治疗效果不佳者，应及早行心包切开术。

4. 手术治疗

(1) 心包切开引流术：为解除心包填塞的紧急措施，心包切开后可以使心包积液迅速排出，以缓解心脏的受压状态，使回心血量和心搏出量增加，改善全身循环状况。

(2) 行心包剥离术，并切除一部分增厚的心包膜：此手术用于治疗缩窄性心包炎，是最有效的措施。此手术可以解除心脏的受压及束缚，增加回心血流量，使心搏出量增加。缩窄性心包炎，一旦明确诊断后，应该尽量早期进行手术。做好术前准备，卧床休息，供给充分的蛋白质和维生素，改善病人营养状况，限制水钠摄入，使用利尿剂控制水肿和腹水。术前给予洋地黄治疗，因缩窄性心包炎的病程较长，对于病程久的患儿，心肌受损亦较重，当手术解除心脏压迫和束缚后静脉回血量增多，心脏负担太重，易发生心力衰竭，对于结核性的缩窄性心包炎，必须先抗结核治疗一个时期以控制结核活动，然后再作心包剥离术，术后还要继续抗结核治疗，对于体质衰弱者，可于术前术后多次小量输血。

七、心包炎的中医治疗方法有哪些

1. 急性心包炎的辨证治疗

(1) 邪热内蕴证（由于邪毒内蕴，热结于心包所致）

主要症状：胸痛，胸闷憋气，咳嗽，痰多，痰黄稠，发热，烦渴，便秘，尿赤，舌红苔黄腻，脉弦滑。

主治：清热解毒，化瘀理气。

【方药】　黄连解毒汤合小陷胸汤

黄芩10克，黄柏10克，黄连6克，山子10克，瓜蒌10克，丹参10克，半夏10克，芦根15克，桃仁6克。

加减，胸闷痛加川楝子10克，郁金10克，延胡索10克，咳重者加桔梗6克；热重者加柴胡10克。

(2) 热毒伤营证（邪火热毒，内陷伤营）

主要症状：胸痛，高热，心悸怔忡，口干，鼻衄，肤肌有瘀斑，舌红绛，脉数。

治则：清热解毒，凉血活血。

【方药】　清营汤

犀角1克（水牛角代替时用30克），生地10克，玄参10克，竹叶心6克，银花10克，丹参10克，麦冬10克，黄连6克。

加减：若兼口渴引饮，苔黄燥者加生石膏6克，板蓝根10克，芦根10克。

(3) 水饮上凌证（水饮内停，上犯心肺）

主要症状：心胸疼痛隐隐，或呛咳而痛，心悸，气短，干咳，心烦不安，腹胀满，肢体肿胀，舌淡胖，苔白腻，脉弦细。

治则：温阳化饮，活血化瘀。

【方药】　真武汤合五苓散丹加丹参，当归

附子10克，茯苓10克，白术6克，白芍10克，生姜10克，桂枝10克，猪苓6克，泽泻6克，当归10克、丹参10克。

加减：心律不齐时可加元胡6克。

(4) 阳脱阴竭证（心阳暴脱，心阴耗竭）

主要症状：心胸疼痛，心悸怵惕如小鹿撞胸，呼吸急促，大汗淋漓，唇青肢冷，脉沉微或沉伏。

治则：回阳救逆，固阴敛阳。

【方药】　参附龙牡汤合生脉饮

吉林参12克，黑附块10克（先煎），麦冬12克，五味子10克，龙齿（先煎）30克，煅牡蛎10克。

加减：阳虚自汗不止，去吉林参，加黄芪10克；寒湿相搏，去吉林参，加白术10克。

2. 缩窄性心包炎的辨证治疗

(1) 气阴虚水瘀交杂证（气阴两虚，水停瘀阻）

主要症状：胸闷、胸胀、心悸气短、面色灰暗、形瘦、神疲乏力、心烦口干、颈脉显露、腹大胀满、肌肤肿胀、舌绛暗、脉细无力。

治则：益气养阴、活血利水。

【方药】　猪苓汤合防己黄芪汤加减

猪苓9克、伏苓9克、阿胶9克、黄芪10克、防己6克、丹参9克、鳖甲9克、当归9克、鸡血藤9克。

(2) 气阳虚水瘀交阻证（阳气虚弱，血瘀水肿）。

主要症状：胸闷隐痛、心悸、气短、喘促、动辄气急、畏寒、肢冷、颈脉显露、腹大胀满、肌肤肿胀、按之凹陷不起、面色灰暗、唇暗、舌暗淡胖，边有齿印和瘀点，脉沉涩无力。

治则：益气温阳，活血利水。

【方药】　真武汤合防己黄芪汤

附子10克、茯苓10克、白术10克、白芍10克、生姜6克、黄芪10克、防己10克、当归10克、丹参10克、赤芍10克。

加减：胸痛重者加元胡10克；血瘀明显者加三七2克、红花6克、桃仁10克；胸闷气憋、咳嗽吐痰涎加白芍6克；形寒肢冷，脉沉细加党参10克、肉桂3克、丹参10克。

3. 单方、验方治疗

【方1】　鸡蛋两个，煮熟，取蛋黄，置勺内，烤出油（即蛋黄油），加点水，一口饮之，每日1~2次。主治心跳烦乱、头晕、身倦、手足肿。

【方2】　郁金10克，人参6克，麻仁6克，炙甘草6克，生姜10克，水煎服。治疗风湿性心包炎。

【方3】　檀香6克，丹参15克，水煎服。治胸痹心痛。

4. 中成药治疗

【方1】　苏合香丸：治胸前疼痛较重，冷汗出者。

【方2】　贯众10克，煎水代茶饮，可以预防病毒性感染，防止病毒性心包炎的发生。

【方3】　强心灵注射液每次0.125~0.25毫克加入10%葡萄糖注射液20毫升中静脉注射，疗程4~7天。该强心灵药物具有增强心肌收缩力的作用，适用于心力衰竭的患儿。

5. 针灸治疗

主穴：内关，少府，心俞（斜刺）。

配穴：足三里。用平补平泻法，7天为1疗程。咳嗽者加肺俞（斜刺），膻中，合谷；有水肿者加水分，三阴交，肾俞（斜刺）。一般留针15分钟。

八、怎样对心包炎患儿进行饮食调理

(1) 加强营养，给予高热量和高蛋白饮食，如鸡蛋，牛奶，瘦肉，鱼肉和虾等。多吃含维生素多的食物，如新鲜蔬菜和水果。

(2) 服利尿剂和洋地黄制剂时，应多吃含钾多的食物，如柑桔、香蕉等。

(3) 有水肿者可以多吃一些西瓜、西红柿等食物，能起到利尿作用。喝赤小豆汤也有利尿作用。

(4) 给予易消化食物，不要食过硬食物，忌饮食过量，易少吃多餐，禁忌食辛辣等刺激性食物，忌饮浓茶和咖啡。

(5) 多食纤维素长的食物，如韭菜、芹菜、油菜等，可以防止大便干燥。因大便干燥于排便时过于用力，增加腹压，加重心脏负担，会使病情加重。应避免吃产气多的食物，如豆类，产气过多导致腹胀，增加腹压。

(6) 给予低盐饮食，适当控制水及钠盐摄入。有心力衰竭时必须限制水及钠盐摄入量。

九、婴儿患心包炎后怎能样进行家庭护理

(1) 一般护理：要耐心喂养，对卧床病儿要注意保持皮肤，衣服及被褥的清洁。室内环境保持安静，空气要新鲜，阳光充足，温度要适宜。避免一切不必要的刺激，保证足够睡眠。

(2) 预防呼吸道感染，家庭中有人患呼吸道感染时应尽量避免密切接触，必要时可用食醋100毫升加一倍的水蒸消毒。

(3) 避免情绪激动、哭闹和烦躁，必要时可给予镇静药物。

(4) 密切观察患儿的精神状况及呼吸、脉搏、体温，并且应做好记录。

(5) 有高热的病儿给退热药，如泰诺及阿司匹林等。高热，呕吐及腹泻者输液时要注意输液量不能过多，输液速度不能快，宜慢，防止发生肺水肿。

(6) 心力衰竭的病儿应取半卧位，呼吸困难者给予吸氧，输氧过程中要注意保持鼻导管的通畅，有水肿及心力衰竭病儿应记录每日出入液量，每周测体重一次，观察体重的增减。

(7) 用洋地黄类药物时的护理同心肌炎。

(8) 急性心包炎时要密切观察心包填塞的症状，一旦出现心包填塞应立即心包穿刺放液。

(9) 在用洋地黄和利尿药时，要注意有无精神萎靡、四肢无力、腹胀、呼吸浅、心音低钝、心律紊乱等低血钾的临床表现。

对长期用激素的患儿应及时补充钙剂及维生素D。激素可以使骨质脱钙，否则将影响患儿生长发育。

十、怎样预防婴幼儿患心包炎

(1) 积极治疗原发病，在链球菌感染早期应及早应用有效抗生素，有不明原因的发热应及早找出病因，有结核病患儿应进行正规的抗结核治疗。

(2) 预防呼吸道感染，避免与肺结核病人密切接触。

(3) 增强婴幼儿的抵抗力。根据季节不同给予适当的室外活动，多晒太阳。

（4）随天气变化及时增减衣服，平时多饮水。洗澡时要注意保暖，避免受凉。

克　山　病

一、什么叫克山病

克山病是一种病因未明的以心肌病变为主的地方性心肌病。于1935年首先在黑龙江省克山县发现，故以此命名为克山病。

过去本病死亡率较高，一般以农民子女及生育期的妇女多见。新中国成立后积极防治本病，使本病发病率有大幅度的下降。在预防、治疗方法和病因研究方面取得了一些重大的进展。

从流行病学的调查研究来看，本病具有明显的地区性、季节性与人群分布。

克山病的地区分布：本病除发生在我国外，朝鲜、日本也有报道。我国主要发生在由东北至西南一条过度的地带上，即黑龙江、吉林、辽宁、内蒙古、河北、河南、山东、山西、陕西、甘肃、宁夏、四川、云南、西藏等省和自治区，病区主要在荒僻山丘、高原地带的农村地区，而城镇地区较少发病。

发病季节：本病有明显的多发年和多发季节。东北地区急型患者发病多在寒冷的冬季，而西南地区则以炎热夏季为好发病的季节。

本病的人群分布：本病主要发生在条件差的农村中青年妇

女和儿童。东北、西北地区中青年女性明显多于男性。四川、云南则以2~6岁的儿童为多见。亦有一个家庭中数人相继发病的。根据流行区调查，农业人口发病数多，而城镇人口很少发病。

二、克山病的病因病理是什么

（1）克山病的病因：迄今尚未阐明。根据各地进行的大量研究，认为可能与水土、营养、感染等因素有关。

①水土和营养因素：据调查，本病有明显的地区性，病区的土壤、水质和粮食中缺乏某些人体需要的微量元素，如硒、钼、镁等或有关的营养物质，从而干扰了心肌代谢，引起心肌损伤而患病。硒对心肌损害（缺硒的心肌损害）具有明显的保护作用，而且可改善机体抗感染的能力；硒又是谷胱甘肽过氧化物酶的一个组成成份，该酶的主要作用是还原脂质过氧化物，从而保护了生物膜的完整性，从而达到防止心肌的损害。此外发现亚硝酸钠可使低硒机体心肌谷胱甘肽过氧化物酶活性明显下降，提示亚硝酸盐过多也是引起克山病的一个环节，还有维生素E缺乏影响硒的代谢，故这也是克山病的另一因素，亚硝酸盐主要来自水源及当地腌菜。

②感染：有人认为本病为感染所引起。特别是心肌病感染，如柯萨奇病毒、埃可病毒等引起的心肌炎或感染过敏性心肌炎或霉菌毒素引起中毒性心肌炎等。目前对感染在克山病病因中的作用尚待进一步研究。亦有人认为病毒感染与病区水土、营养因素有协同作用而致病。

（2）克山病的病理：病理变化主要在心肌，心肌呈变性、坏死和疤痕形成，心脏在肉眼观察下呈不同程度的扩张，有时可达正常的2~3倍，严重者心脏呈球型。多数左心室扩张较右心室为重。约1/4病例的心脏有附壁血栓，故栓塞较常见。心脏切面可见大小不等黄色坏死和灰白色纤维疤痕区交错存在，尤以室间隔、左室壁、左室乳头肌、心肌内层病变显著，显微镜下可见心肌变性，肌纤维肿大，心肌纤维坏死。电镜观察可见线粒体肿胀、变性、嵴断裂或大部丧失。

肌原纤维普遍断裂、破坏和溶解。细胞核变形，核膜破裂、肌浆网扩张。除心肌有坏死外，其他横纹亦有较轻的类似病变。

组织化学观察发现，坏死灶周围心肌中酸性磷酸酶活性明显上升，受损的心肌中琥珀酸脱氢酶明显下降。

急型的患者以心肌变性、坏死为主，慢型患者以心肌纤维瘢痕形成为主；患克山病孕妇的胎儿心肌也可发生克山病改变，但较母体为轻，病变主要在右心室，此外，有些患者的膈肌与其他横纹肌也可见到类似克山病的心肌病变，但较轻微。

三、克山病有哪些临床表现

克山病的症状与体征主要为急性和慢性心功能不全、心脏扩大、心率失常以及脑、肺和肾等脏器的栓塞。根据发病的缓急及心脏功能状态可分为四型：急型、亚急型、慢型、潜在型。

（1）急型：多见于7岁以上的儿童。因心肌广泛变性、坏死、心排血量急剧减低，主要表现为急性心源性休克，按病情分为轻症、重症。常在某种诱因下突然发作。发病前数小时至数日病人往往有头晕、头痛、胸闷、“心难受”，全身无力进而出现恶心、呕吐、腹痛、烦渴、出冷汗、四肢发凉、烦躁不安、颜面灰暗等休克表现，此后出现干咳、心悸、气短等急性左心衰竭的症状。有的患者由阵发性腹痛开始发病，也有的患者突然以阿–斯综合症反复发作开始发病。有的腓肠肌痛甚明显，在早期可见体温降低（35℃左右），仅少数患者有超过37℃的微热。体检可见脉搏过快或过慢，细弱不整，血压下降，脉压缩小，或完全测不出，心界扩大，心音钝，心音减弱，尤以第Ⅰ心音明显，多有Ⅱ级以内吹风样收缩期杂音，心律紊乱，心律多变、易变为特点，可能听到奔马律。肝脏增大。如发生急性左心衰竭，则有呼吸困难、发绀、肺部罗音等。此外，神经系统检查可有膝腱反射亢进、迟钝或消失，腹壁反射消失，可出现巴氏征及两侧瞳孔对光反射迟钝等植物神经紊乱表现，白细胞总数及中性粒细胞较高，血沉快。心电图有心肌损伤的表现，如不适当治疗可能很快死亡。急型轻症的临床表现与重症比较只是程度较轻，变化较少，心源性休克不明显，收缩期血压在120千帕（90毫米汞柱）以上。

（2）亚急型：是小儿克山病主要型别。多见于2~6岁的小儿，发病比急性稍慢，临床表现有较急型轻微的充血性心力衰竭，还可伴有不同程度的心源性休克。早期似上感，有精神萎靡疲乏无力，不爱玩（不好玩）、烦躁，易哭闹，食欲不振，以后咳嗽，气短加剧，呼吸困难，常伴有腹痛，恶心，呕吐，四肢凉，颜面灰暗，口周围苍白，双颊红紫，眼睑水肿，尿少等心功能衰竭加重的表现，体检可见发绀，颈静脉怒张，心界扩大，心律不齐，心律增快呈奔马律，肝脏肿大，血压降低，脉压缩小。患者往往发生明显的呼吸道症状和体征，两肺常有罗音。严重者可有胸腔、腹腔积液，下肢浮肿。

（3）慢型（痨型）：此型无季节性，但冬春较多见。起病隐缓，既往多有急性发病史。主要表现为慢性心力衰竭。患儿呈慢性病容，生长发育落后，面色苍白或稍发绀，精神萎靡，疲乏无力，常有头晕、头痛、咳嗽、咯痰、呼吸困难、腹部膨胀、浮肿及尿少等。晚期常出现四肢厥冷和口唇发绀，体检可见心界扩大，心率快，节律不齐，第Ⅰ心音减弱和变质以及体循环瘀血，肝大、浮肿等现象。病程中可因感冒、过度疲劳、精神刺激等因素致使心力衰竭进展，当又出现急型临床变化时，称为慢型急性发作。

上述三型患者有时因心腔中附壁血栓脱落而引起肺梗塞。发生胸痛、咯血或引起脑梗塞发生抽搐及偏瘫。

(4) 潜在型：此型常年存在，一部分由其他各型患者转变而来，一部分是在不知不觉中得病，自觉症状多不明显或轻微，心脏功能代偿良好，但体检可发现有心音减弱、心律异常、心脏扩大、低血压等。有的学者认为克山病患者在心脏第6听诊区(肺动脉瓣区与二尖瓣听诊区连线中点附近) 可听到Ⅱ级左右局限性收缩期杂音，对诊断有一定价值。

以上四型临床表现在一定条件可以互相转变，急型、亚急型可转变为慢型，而慢型又出现急型或亚急型的发作。克山病小儿约30%并存消化道、呼吸道感染及肠蛔虫症。

四、克山病的理化检查会有那些异常

(1) 血液检查：急型和亚急型患者白细胞总数和中性粒细胞可增高。

急型和亚急型患者的血沉增快。

①急型重症者血清谷草转氨酶 (SGOT)、肌酸磷酸激酶(CPK) 和同功酶、乳酸脱氢酶 (LDH) 及其同功酶的活力可能有不同程度升高。多在发病后数小时上升。1~3天达高峰，1~2周后逐渐恢复正常。说明心肌细胞损伤。

②慢型和潜在型：可见白蛋白偏低，球蛋白增高，血清蛋白电泳α1和α2球蛋白增高。部分患儿血清抗心抗体及循环免疫

复合物阳性，提示有自身免疫现象。

（2）心电图检查：克山病有多种心电图改变，以心脏肥大、心肌损害和心律失常最为常见。

①心肌损害：可见ST段上升或压低，此与心外膜或心内膜下心肌受损有关，多见于急型。少数可在肢联或心前导联见到类似心肌梗塞的QS波或QR波，这是因为心肌坏死或心肌纤维化所致。此外，T波低平，双相或倒置，QT间期延长，低电压等。

急型严重病例可出现ST段升高或下降形成单向曲线及异常Q波，酷似心肌梗塞改变，便可于短期恢复。

②慢性可见左房室肥大：如相应的导联呈R型波等。

③心律失常：常见的有室性过早搏动，心动过速，心房颤动等。传导障碍如右束支传导阻滞、左束支传导阻滞或房室传导阻滞均可见到。

（3）X线检查：主要表现为心脏增大，呈肌源性扩张，搏动减弱。各种类型中以慢型心脏增大最为显著，可呈球型普遍增大，常伴有肺淤血。潜在型心脏大小可正常或轻度增大。在农村试行X线检查是发现克山病的一种有效的手段。

（4）超声心动图检查：慢型、亚急型克山病，可见左房、左室、右室腔增大，左右室流出道增宽，室壁多数变薄，心搏动减弱。心室腔内可见血栓形成。少数可见室间隔较左室后壁为厚。本病超声心动图改变与扩张型心肌病极为相似。

（5）收缩时间间期测定：此测定示PEP/LVET（喷血前期时间与左室喷血时间之比）比值高于正常（正常值0.345±0.036），反映本病心肌收缩力减弱。

（6）心内膜心肌活体组织检查：这是与心导管检查相结合的活组织检查法，将取得的心内膜心肌组织作病理切片检查，有助于诊断本病。

五、克山病常与哪些疾病鉴别

1. 克山病的发病特点（即流行病学特点）

（1）流行地区性：在东北、华北、西北等地区。

（2）流行季节性：东北与西南发病季节不同，东北地区急性患者发病多在寒冷的冬季，而西南地区则炎热的夏季为好发季节。

（3）人群分布：本病主要发生在农村中青年妇女和儿童。

2. 本病的诊断标准

（1）急慢性心功能不全

（2）心脏扩大

（3）奔马律

（4）心律失常，多发性室性早搏（每分钟5次以上）；心房颤动，阵发性室性或室上性心动过速。

（5）栓塞（如脑、肺、肾等）

（6）心电图改变：房室传导阻滞、束支传导阻滞：ST-T改变，Q-T间期延长；多发性，多型性室性早搏（包括并行心律）；阵发性室性或室上性心动过速（包括变异性）心房颤动或扑动；低电压加窦性心动过速（安静时）；I、avL、V1~V6呈QS波。

（7）X线检查改变；心脏扩大、心搏动减弱、不规则及局限性搏动消失和反常搏动；肺静脉高压（或混合高压）。

具备克山病发病特点，有诊断指标中之一条或其中之一项，能排除其他疾病引起的心脏改变，即可诊断为克山病。

3. 克山病应与下列疾病进行鉴别

(1) 急性克山病需与休克型肺炎、急性胃肠炎、急性心肌炎、急性心肌梗塞等鉴别。

(2) 慢性克山病需与原发性心肌病、风湿性心脏病、心包炎等相鉴别。

(3) 广义地说，克山病属于原发性心肌病的一种，其临床表现、心电图、X线、超声心动图等表现与扩张型心肌病相似，但克山病有显著的地方流行特点，从年龄上来看：克山病多见于育龄期妇女和儿童，而扩张型心肌病国内统计70%以上见于30岁以后高龄人；性别：克山病多见于女性，而扩张型心肌病男性多见；克山病例主要发生于自产自给的农业人口中，非农业人口很少发病，而扩张型心肌病无此特点；病程：慢性克山病的病程较扩张型心肌病为长。此外，通过多年来给流行区人群口服亚硒酸钠，可降低发病率，说明硒可预防克山病。最后，心内膜心肌活组织检查亦有利于二者之鉴别。

六、克山病的西医疗法有哪些

本病应采用综合治疗，抢救心源性休克、控制心力衰竭和纠正心律失常等。

A 急型克山病

尽可能做到“三早”，即早发现，早诊断，早治疗。

1. 药物治疗

(1) 大剂量维生素C静脉注射，首次剂量可用5~10克，24

小时总量可达15~30克。一般应用一周左右。改善心肌代谢药如辅酶A、辅酶Q_{10}、三磷酸腺苷均可选用。

对严重患儿主要是抢救心源性休克。维生素C是一种心肌代谢赋活剂，可激活三磷酸腺苷酶，供给心肌能量，增加心肌对葡萄糖的利用。通过迅速改善心肌和血管代谢，可使心肌收缩力加强；心脏输出量增加，从而纠正休克状态，可立即给予大剂量维生素C，为每次每公斤体重100~200毫克，由静脉注射，也可与10%葡萄糖液混合应用。恶心、呕吐、“心难受”等症状往往于注射1小时内好转。按病情轻重，可在2~3小时或5~6小时后重复注射，首剂量可达15~20克，最多可达30克，随着病情好转可延长注射的间隔时间，第2日可上、下午各1次，自第3日起可每日1次，连续用7天左右，大量维生素C的静脉注射一般无副作用，对克山病引起的心源性休克、重度房室传导阻滞及阵发性心动过速均有疗效，故不必过早使用升压药及抗心律紊乱药。

（2）经大剂量维生素C治疗，如休克仍未控制，补充血容量后血压仍未回升时，可应用血管活性药物如多巴胺、阿拉明和去甲肾上腺素等。如低血压同时有左心衰竭，除可用强心药外，亦可将多巴胺或多巴酚丁胺与硝普钠合用，并根据血压调节药物浓度与滴注速度。

（3）冬眠疗法：适用于频繁呕吐、烦躁不安者，用药后由于机体代谢率减低，心肌氧耗减少，有利于心功能恢复。小儿氯丙嗪用量按每次每公斤体重1~2毫克，或用氯丙嗪12.5毫克，异丙嗪12.5毫克，杜冷丁25毫克，肌注或静脉滴注，安定亦可应用。注意充分供氧。

（4）强心药：急型、亚急型有心力衰竭者宜用快速洋地黄制剂如毛花甙丙0.4毫克，婴幼儿0.01~0.02毫克/每公斤体重，稀释后静脉注射，或毒毛旋花子甙K每公斤体重0.005~0.01毫克，稀释后静脉注射，上述治疗效果不佳者尚可选用多巴酚丁胺，氨吡酮和甲睛吡酮。此外，用血管扩张药治疗急、慢性心力衰竭、肺水肿时还可静脉注射速尿或丁尿胺等快速利尿剂。

（5）抗心律失常：频发室性过早搏动、室性心动过速可静脉注射或滴注利多卡因（赛罗卡因），每次每公斤体重1.5~2.0毫克，待基本控制后可选用下列口服药维持。

慢心律：每次每公斤体重3~4毫克，每天3次口服，或每次每公斤体重1.5~2毫克加入5%葡萄糖液5~10毫升中，缓慢静注（3~5分钟）。如无效，可在5~10分钟后再给予15~20毫克缓慢静滴，然后以每分钟0.3~0.4毫克速度静滴，3~4小时后滴速减速至0.15~0.2毫克/每分钟，并维持24~48小时。

乙胺碘肤酮（胺碘酮或安律酮）：开始每日每公斤体重15毫克，分3次服用（饭后服用）三天后改用维持量，每日每公斤体重6~8毫克，每日2~3次口服。

双异丙吡胺（吡二丙胺）：每日每公斤体重5~7毫克，分3次口服，每日最大剂量不超过200毫克，静脉滴注每公斤体重3~4毫克，以5%葡萄糖液250毫升稀释，一般滴注速度为每小时5毫克。

奎尼丁：可延长心肌的不应期，降低自律性、传导性、减少异位节律点冲动形成。主要用于阵发性心动过速、心房颤动和早搏等。用法：口服，第一天，每次每公斤体重4毫克，每2小时一次口服，连续用5次；如无效而又无明显副作用反应，第二天增至每次每公斤体重6毫克，每2小时一次口服，连续5次。恢复正常心律后，改用维持量，每日50~100毫克。

注意：用于室性早搏应同时纠正血压，防止血压低、心律加快导致心力衰竭，有心衰应先用洋地黄饱和量，严重心肌损害忌用。

室上性心动过速或快速心房颤动可静脉注射毛花甙丙（西

地兰）。高度或Ⅲ度房室传导阻滞心率慢者，可选用肾上腺皮质激素、阿托品、异丙肾上腺素等治疗。必要时可安置人工心脏起搏器治疗。

B 慢型克山病

主要控制心力衰竭和心律失常并防止感染、过度疲劳、受寒等诱因，以免加重心脏负担，主要针对心力衰竭，采用地高辛（狄戈辛）治疗，持续时间需要1~2年以上。当巩固治疗一定时间以后，可在医生指导下谨慎地采用负荷与改变体位相结合的锻炼方法。如在运动后5分钟内呼吸，脉搏和血压恢复正常，表示心功能代偿良好，即可逐步增加负荷量，否则应减少负荷量或暂停锻炼。

地高辛：其特点是排泄快，而蓄积性较少，临床使用比洋地黄和洋地黄毒甙安全，适用于各种急性和慢性心功能不全及室上性心动过速、心房颤动和扑动等，通常口服，对严重心力衰竭患者则采用静注。

用法：饱和量，2岁以下的婴幼儿每公斤体重0.06~0.08毫克，2岁以上为0.04~0.06毫克/每公斤体重，不能口服者亦可静脉注射，临用前，以10%或25%葡萄糖注射液稀释后应用。常用量静脉滴注为0.01~0.015毫克，以10%或25%葡萄糖液稀释后缓慢静注，小儿口服常用量为饱和量的1/4，通过研究证明，地高辛逐日给予一定剂量，经过6~7天能在身体内达到稳定的浓度而发挥全效作用，故此，病情不稳定而又易中毒者，开始不必给予全效量可逐日按5.5微克/每公斤体重给药，也能获得满意的治疗效果，并还可减少中毒的发生率。

（6）利尿药应用：利尿剂适用于有水肿者可间断或每日口服。

双氢克尿塞：开始时用少剂量，以免因盐及水分排泄过快而引起循环障碍或其他症状：用量为每日每公斤体重0.4~0.6毫克，分2~3次服用。

安体舒通：开始每日每公斤按体重3~4毫克，分2~3次口服用药5日后如疗效满意，可继续用原量，否则应加用其他利尿药。

应注意水、电解质平衡，并随时予以纠正，血管扩张剂可用于上述治疗效果不佳者，尤其适用于顽固性心力衰竭，可选用消心痛、呱唑嗪、肼苯达嗪、酚妥拉明巯甲丙脯酸、硝普钠等。

此外亦可选用多巴胺、多巴酚丁胺、氨吡酮等非洋地黄强心剂。

亚急型克山病的治疗：亚急型患者在应用上述抢救急性心源性休克措施的同时，还要着重治疗急性心力衰竭（见充血性心力衰竭），毒毛旋花子甙K、西地兰、地高辛等强心剂均可选用。还可加用利尿剂，以双氢克尿塞和氨苯喋啶并用效果较好。因此型病儿心肌损伤较重，功能修复需时间较长，应根据具体情况用上述强心剂维持治疗1~3个月或更长时间，以减少复发。

毒毛旋花子甙K用法：2岁以前，每次每公斤体重按0.006~0.012毫克，加入10%~25%葡萄糖20~40毫升静脉缓慢注入时间5~10分钟为宜，2岁以后，每次每公斤体重按0.005~0.01毫克，加入10~25%葡萄糖液20~40毫升静脉缓慢注入，时间不少于5~10分钟。

西地兰（毛花洋地黄甙K）：2岁以前，洋地黄化总量按每公斤体重0.03~0.04毫克加入葡萄糖液20~40毫升稀释缓慢静脉注入，2岁以后，洋地黄总量按每公斤体重0.02~0.03毫克，加入葡萄糖液20~40毫升稀释缓慢静脉注入。

地高辛（异羟基洋地黄毒甙）：早产儿，洋地黄化总量每公斤体重0.03~0.035毫克，足月儿按每公斤体重0.03~0.05毫克计算，2岁前按每公斤体重0.05~0.06毫克计算，2岁以后按每公斤体重0.03~0.05毫克计算，口服总量不超过2.0毫克。

亚急型，发病不如急型急剧，患者多为幼童，2~5岁占28%，以春夏季发病为多数，发病初期表现为精神萎靡、咳嗽、气喘、食欲不振、面色较暗和全身浮肿等，亦可有心脏扩大，奔马律和肝肿大，还可出现脑、肺、肾等处的栓塞，故除应用抢救急性心原性休克和着重治疗急性心力衰竭的同时，根据具体情况对症处理。

(1) 潜在型：可发生于健康人，亦可为其他型好转的阶段，常无症状，可照常劳动或工作，治疗主要是防止感染，防止过度疲累、注意营养、定期观察。

2. 抗菌素治疗

不管是急型还是慢型，如果有继发感染时，应选用适当的药物治疗，如青霉素类、头孢菌素类。

3. 对症药物治疗

并发脑、肾栓塞时可用血管扩张药，如尼莫地平等，必要时用抗凝药物。急型、亚急型患儿还可应用1.6-二磷酸果糖、能量剂或辅酶Q10以改善心肌代谢。

七、克山病的中医治疗方法有哪些

通络化瘀汤

【方1】　丹参15克，丹皮9克，桂圆肉9克，茯苓9克，山楂9克，丝瓜络9克，桂枝6克。

功能：疏通脉络，化瘀生新。

适应症：潜在型克山病，慢性型克山病。

用法，取上方药加水1000毫升，煎至300毫升至500毫升，去渣，早晚分服，连服90剂。

【方2】　党参15克，阿胶9克，熟地9克，桂枝6克，炙甘草5克，炙附子5克，丹参15克。

适应症，慢型克山病、潜在型克山病。

用法，取上药加清水1000毫升，水煎30分钟，倒到一个容器瓶内，再将药加水500~800毫升左右，煎30分钟，将两次药液混合即成，无菌分装瓶中，分2~3天服用，每次50~100毫升。

八、婴幼儿患克山病怎样进行饮食调理

对于急型及亚急型患儿，一般通过静脉补给能量营养。但对慢型克山病及潜在型克山病可喂养调理。

(1) 母乳哺乳，以小量多次，每次50~100毫升左右，不能过量。

(2) 代乳品，如婴幼儿奶粉，也可小量多餐。

(3) 补给含维生素C丰富的食物；①如西瓜凉甜可口，是所有瓜果中果汁含量最多者，含水量高达96%，西瓜既能解渴利尿，又可去暑散热，西瓜营养丰富，在它的汁液里几乎含着人体所需的各种营养成分，有较多的蔗糖果糖和葡萄糖，含有丰富的维生素A原及维生素B、C和烟酸，还含有多种有机酸以及钙、磷、铁等矿物质，它也含有一定的蛋白质和小量的脂肪等。

②山楂汁或成品山楂片；山楂具有很高的营养和医疗价值，每百克鲜山楂果肉中，含维生素C89毫克，含钙85毫克，还含有蛋白质、脂肪、碳水化合物及铁、尼克酸等多种营养素，山

楂不仅酸甜味美，能促进消化液的分泌，增进食欲，帮助消化等。山楂中含有的三萜类和黄酮类成分，具有加强和调节心率增大，心室、心房运动振幅和冠心血流量，防止由于电解质不均衡而引起心律紊乱，降低血清胆固醇，降低血压、利尿、镇静等作用。山楂中的槲皮黄甙、金丝桃甙等，具有扩张血管，促进气管排痰平喘之功效。

③葡萄：葡萄营养丰富，味甜可口，含水多，是小儿喜爱的小水果，每100克葡萄中约含蛋白质0.4克，脂肪0.6克。含糖10~25克之多，并含有钙、磷、铁等矿物质和胡萝卜素，维生素C、B_1、B_2、P、PP等。此外，还含有10种人体所需要的氨基酸，故葡萄是克山病儿的重要食物之一。另外，葡萄还具有药膳之功效，如具有除烦止渴，消食、清热，凉血，祛热之功效。

④香蕉：香蕉香味清幽，内质较糯，甜蜜爽口，香蕉含有很丰富的营养价值，每百克果肉中，含蛋白质1.2克，脂肪0.5克，碳水化合物（糖）19.5克，粗纤维0.9克，钙9毫克，磷31毫克，铁0.6毫克，还含有一定量的胡萝卜素、硫胺素、核黄素、维生素C及维生素%。香蕉味甘性寒，润肠通便，清热解毒，并对盐水代谢也很有利，故可以适量喂养，有利于患者有营养补充及病情的治疗。

⑤桔子：可以适量补给，桔子性温味甘，营养丰富，甜酸相当，软硬适度，桔肉中含有少量的蛋白质、脂肪、丰富的葡萄糖、果糖、蔗糖、苹果酸、柠檬酸以及一定量的胡萝卜素、硫胺素（维生素B_1）、核黄素（维生素B_2）、烟酸、维生素C、维生素P等，特别是维生素C的含量非常丰富。故对克山病不仅补给营养，在某种意义上有治疗的作用，此外，桔子还含有大量的钾。但因其性温热，不宜一次多吃，防止上火。

（4）豆奶粉：主要原料为黄豆（大豆），营养丰富而全面，蛋白质含量高，可达30%~40%，故有“植物肉”，“绿色牛乳之称”，慢型、潜在型克山病在饮食上适当补给豆奶粉或豆奶，有利于疾病的恢复。

(5) 克山病患儿还可食用大米、江米、黑米、绿豆、红小豆、红枣、葡萄干、枸杞子等多种食料煮的粥（很烂）。加小量的白糖，可补给多种营养需要。

(6) 西红柿：维生素C含量比西瓜还多10倍，食用方法也很多，如，可放糖凉拌吃，也可经过烹调做成各种菜肴，还可以做成汤食用，克山病需用维生素C治疗，故食用西红柿可以补充维生素C，西红柿中还含有一种特殊成分番茄素，它有助于消化和利尿的功效，故它在某些方面和西瓜一样起到利尿消暑的作用。

(7) 柿子椒、菠菜、白菜、胡萝卜等很多青菜均可制作成菜泥，菜汁加适当的烹调，可补给患儿各种维生素。

九、婴幼儿患克山病后怎样进行家庭护理

(1) 保持室内安静，清洁卫生，阳光充足，空气新鲜。

(2) 慢型及潜在型克山病患儿，还可鼓励其参加适当的锻炼，增强机体的抵抗力，建立合理的生活制度，但如活动有气急，心跳加快时应限制患儿体力活动，以休息调养为主。

(3) 尽量使患儿开心、高兴，这样能调动神经体液的调节，有利于健康的恢复。

(4) 注意预防呼吸道感染，注意患儿的冷热，防止上感加重心衰的发生，保持皮肤清洁，注意常换尿片，清洗会阴部。

(5) 要适当经常定时不定时给患儿喂凉白开水，但注意补液不宜过量，防止加重心衰，潜在型患儿可以多补液体，稀释血液，防止血液粘稠，防止血栓形成及脑、肾栓塞。

(6) 喂养困难的婴幼儿，可用滴管吸入或鼻饲注入乳液品、稀粥、汤等流质食物、药物，防止呛咳引起吸入性肺炎及窒息。

(7) 有呕吐的患儿，应让其侧位，以免呕吐物吸入气管引起窒息。

(8) 在哺乳过程中随时注意观察有无青紫加重，有无哺乳中断或入睡或其他异常情况出现。

(9) 经常注意观察患儿的体温、脉搏、脸色、情绪、神志、吸吮力、呼吸、出汗、哭声、水肿和皮肤颜色的变化情况。

(10) 对缺氧脸色青紫患儿应及时给氧，吸氧的流量，应根据病情而定。总之应想法尽快纠正缺氧化状况。

(11) 有心衰时应采取半卧位，否则呼吸困难加重。尽可能避免患儿哭闹，避免膈肌上升增加胸腔压力，加重呼吸困难。

(12) 注意经常清洗（擦洗）患儿身体，保持卫生，还应经常给患儿翻身，防止长时间卧压某处，引起局部缺血时间过长而坏死形成褥疮。

(13) 随时注意观察静脉输液速度，应根据医生的嘱咐，不能自作主张加快输液速度，防止输液速度过快而引起肺水肿造成心力衰竭。

(14) 应根据病室、天气的温度情况给患儿增减衣物，被褥，防止受热而加重患儿的病情，保持衣物、被褥卫生、干燥。

(15) 注意患儿口腔卫生，随时清理口腔及五官的分泌物，保证呼吸通畅。

(16) 注意仪器及其他异物吸入或霎时入口腔鼻腔，防止呼吸道堵塞出现呼吸困难加重心力衰竭和窒息。

(17) 注意室内不要有噪声、吵闹声、爆炸声，防止患儿受到惊吓刺激加重病情。

(18) 禁止在患儿病室或家庭卧室吸烟，因为烟雾对呼吸道有严重的损害，甚至引起呛咳影响呼吸，影响心脏功能，加重病情。农村患儿也不能在室内烧明火，烧煤取暖时应安有烟筒，防止一氧化碳中毒。

十、怎样预防婴幼儿患克山病

因为克山病的病因至今尚未明确，目前仍缺乏可靠的第一线的预防方法，虽然服硒片等似有预防发病的苗头，故应酌情采用之，但从开展爱国卫生运动入手，因时因地制宜地进行综合性预防工作和开展普查普治，仍是减低发病率和死亡率的基本手段。

(1) 大力开展爱国卫生运动，改善环境卫生，搞好个人卫生和室内卫生，彻底杀灭老鼠，注意饮食卫生，改造不良居住条件等。应该把农村中的两管（管水、管粪）、五改（改水井、厕所、畜圈、炉灶、环境）工作搞好，长期坚持下去。

(2) 改善饮水卫生，许多病区的群众创造了各种饮水防病的方法，如打深水井，这有利于改善水质矿物质的含量及亚硝酸盐的含量，因为含硒少及含亚硝酸盐过高都可能引起克山病的发病，所以注意改善水质对防止克山病菌是非常重要的，如果当地政府能够把较远的优质自来水的方法供给农村各地那将会效果更好。

(3) 消除诱因，凡是加重心脏负担诱发和加重克山病病情的因素，都是诱因。

①防寒防暑，北方防寒，南方防暑，尤其是骤冷骤热、气温有剧烈变动的季节中应注意调节室温度及增减衣服和被褥。

②控制感染，在南方病区中，感染是最常见的诱因，往往导致急型病的出现或使病情加重，因此要加强对传染病的管理。夏秋季要积极防治痢疾、肠炎、消化不良等肠道疾病，冬春季

要防治呼吸道感染，如流感、麻疹、百日咳等呼吸道传染病，在非流行季节里，还应积极开展驱蛔工作。

③防止患儿过度疲劳及暴饮暴食，喂养过饱也会对孩子消化道功能产生不良影响。

④防止精神激动，通过宣传教育，使病区群众对克山病有一个正确的认识，从而消除恐惧心理，鼓励患儿树立战胜疾病的坚强信心，对孩子应采取耐心细致的解释照顾，避免态度粗暴简单。

⑤居室内应防烟防潮湿。南方由于湿度太大，防霉变也非常重要。

⑥应改变当地不合理的生活饮食习惯，如有的地方经常食用腌菜、泡菜、酸菜，因为这些菜的制作过程中容易由细菌的作用产生大量的亚硝酸盐，而这些亚硝酸盐又是克山病的一种可疑的致病因素。

(4) 防止偏食，注意营养调配。北方有条件的地方要大力开发水田，提倡多种水稻，多养奶牛、猪等，改善饮食结构，要合理搭配膳食，讲究烹调方法，防止偏食，尽量做到粮食蔬菜多品种搭配，这样就可起到补充人体各种营养及矿物质、维生素的需要。逐步改变某些地区以玉米为单一主食和蔬菜缺乏的现象。要宣传合理喂养幼儿，经常吃新鲜蔬菜，适当补充豆类等营养丰富的食物，不吃生冷和不易消化的以及腐败变质的食物。小儿应在一岁半时断奶，补充豆奶、各种菜泥、水果及鸡、鱼、肉、蛋等食物。但都应合理搭配，不要只强调吃某一种高营养的食物，那样容易造成偏食，会因某些营养物质缺乏而患病。

(5) 大力消灭四害，四害给人类带来的危害很大，它们除了损坏粮、油、菜，家庭用具、衣物、污染和破坏环境外，主要还可引起很多疾病的传播，给人类健康带来很大的危害。故应积极消灭蚊、蝇、虱、螨、鼠等，改善人类生存生活环境。

(6) 建立防病组织，坚持必要的制度。应在各级政府的领导下，设立各级防病领导组织，各省、市、县等医疗单位应经常组织医疗队，深入到重患区的医疗卫生机构，防病治病，并大力开展宣传教育，让广大人民群众自己了解预防此病的措施、方法。当地卫生医疗机构应设立简易的病房，建立必要的制度，发现病人及时报告，及时组织抢救。

(7) 服硒片和维生素C作为预防克山病发生的一种手段可起到一定的作用。

(8) 狠抓“三早”。做到早发现、早诊断、早治疗，是提高治愈率、降低病死率的关键性措施。在“三早”制度中，关键是早发现病人，只有早发现，才能为早诊断早治疗创造条件。

(9) 积极开展普查普治。为了搞好防治工作，必须准确掌握病情动态，做到心中有数。普查能够及时发现病人，故普查是为了普治和早治，因此应根据南方、北方各地区的具体气候变化及发病季节的不同，因地制宜地在每年发病季节前，切实查清本地存在的各型克山病人。对查出的各型病人和疑似病人要建立病历记录，进行积极的治疗和卫生宣传。医务人员还应随时进行巡诊观察。

图书在版编目(CIP)数据

循环系统常见病防治/孟庆轩,陈卫兵主编.—北京:中国社会出版社,2006.9

(婴幼儿常见病防治丛书)

ISBN 978-7-5087-1109-6

Ⅰ.消… Ⅱ.①孟… ②陈… Ⅲ.小儿疾病:心脏血管疾病—防治 Ⅳ.R725.4

中国版本图书馆 CIP 数据核字(2006)第 097027 号

书　　名: 循环系统常见病防治
主　　编: 孟庆轩　陈卫兵
责任编辑: 张　承

出版发行: 中国社会出版社　邮政编码:100032
通联方法: 北京市西城区二龙路甲 33 号新龙大厦
电话:(010)66080300　(010)66083600
(010)66085300　(010)66063678
邮购部:(010)66060275　电传:(010)66051713
网　　址: www.shcbs.com.cn
经　　销: 各地新华书店

印刷装订: 北京京海印刷厂
开　　本: 140mm×203mm　1/32
印　　张: 3.875
字　　数: 77 千字
版　　次: 2006 年 9 月第 1 版
印　　次: 2014 年 7 月第 6 次印刷
定　　价: 8.00 元